U0307095

临床外科与麻醉

何 巍 逯家宇 陈 枝 主编

汕头大学出版社

图书在版编目（CIP）数据

临床外科与麻醉 / 何巍，逯家宇，陈枝主编. -- 汕
头：汕头大学出版社，2022.9
ISBN 978-7-5658-4820-9

Ⅰ．①临… Ⅱ．①何… ②逯… ③陈… Ⅲ．①外科一
疾病一诊疗②外科手术一麻醉学 Ⅳ．① R6 ② R614

中国版本图书馆 CIP 数据核字（2022）第 182498 号

临床外科与麻醉
LINCHUANG WAIKE YU MAZUI

主　　编：何　巍　逯家宇　陈　枝
责任编辑：陈　莹
责任技编：黄东生
封面设计：中图时代
出版发行：汕头大学出版社
　　　　　广东省汕头市大学路 243 号汕头大学校园内　邮政编码：515063
电　　话：0754-82904613
印　　刷：廊坊市海涛印刷有限公司
开　　本：710mm×1000 mm　1/16
印　　张：10.25
字　　数：170 千字
版　　次：2022 年 9 月第 1 版
印　　次：2023 年 1 月第 1 次印刷
定　　价：98.00 元
ISBN 978-7-5658-4820-9

前　言

外科学是一门自然科学和社会科学的交叉学科，也是一门理论性和实践性很强的学科。随着现代医学科技的发展，更新的手术治疗方法、技巧、设备等伴随而来，逐渐应用于临床治疗中。外科领域对临床外科医生的素质要求也越来越高。

近年来，在临床麻醉学发展的基础上，麻醉学的工作范围与领域不断地扩展，其基础理论和专业知识日渐充实完善。随着新理论、新知识、新技术的应用和发展，促进了麻醉学的现代化发展。现代麻醉学分为临床麻醉学、复苏与重症监测治疗学及疼痛诊疗学等内容，成为一门研究麻醉镇痛、急救复苏及重症医学的综合性学科。

《临床外科与麻醉》一书主要介绍了外科学和麻醉学的基本问题。本书介绍了外科学的基本知识，包括外科感染、食管疾病、腹外疝等内容。本书还系统地介绍了麻醉基础知识、麻醉基本操作、麻醉期间管理及各种手术或特殊病情的麻醉处理等相关知识。书中重点阐述了麻醉学概述、手术患者术前病情评估与准备、局部麻醉、椎管内麻醉、全身麻醉等内容。

在本书编写过程中，参考了很多的资料，在此深表感谢，由于时间仓促，书中难免有不足之处，敬请读者批评指正。

作　者

2020 年 5 月

目　录

第一章　外科感染

第一节　概　论

感染是病原体入侵机体引起的局部或者全身炎症反应，在外科领域中十分常见。外科感染通常指需要外科处理的感染，包括与创伤、烧伤、手术相关的感染。

外科感染常分为非特异性和特异性感染。非特异性感染又称化脓性感染或一般性感染，常见如疖、痈、丹毒、急性乳腺炎、急性阑尾炎等。常见致病菌包括金黄色葡萄球菌、大肠埃希菌、铜绿假单胞菌、链球菌等。特异性感染如结核、破伤风、气性坏疽、念珠菌病等，因致病菌不同，可有独特的表现。

根据病程长短，外科感染可分为急性、亚急性与慢性感染。病程在3周之内为急性感染，超过2个月为慢性感染，介于两者之间为亚急性感染。感染亦可按照发生条件分类，如条件性（机会性）感染、二重感染（菌群交替）、医院内感染等。

外科感染的发生与病原体的数量与毒力有关，局部或全身免疫力的下降亦是引发感染的条件。近年来，肠道细菌移位与外科感染的关联引起了广泛关注，严重者可导致脓毒症，甚至脓毒性休克（感染性休克）。

外科感染处理的关键在于控制感染源和合理应用抗菌药物。去除感染灶、通畅引流是外科治疗的基本原则，抗菌药物不能取代引流等外科处理。

第二节　浅部组织细菌性感染

一、疖与痈

(一) 病因和病理

疖和痈都是毛囊及其周围组织急性细菌性化脓性炎症,大多为金黄色葡萄球菌感染,偶可因表皮葡萄球菌或其他病菌致病。

疖只累及单个毛囊和周围组织,与局部皮肤不洁、擦伤、毛囊与皮脂腺分泌物排泄不畅或机体抵抗力降低有关。因金黄葡萄球菌多能产生血浆凝固酶,可使感染部位的纤维蛋白原转变为纤维蛋白,从而限制了细菌的扩散,炎症多为局限性且有脓栓形成。

痈是多个相邻毛囊及其周围组织同时发生的急性化脓性炎症,或由多个相邻疖融合而成。炎症常从毛囊底部开始,并向阻力较小的皮下组织蔓延,再沿深筋膜浅层向外周扩散,进入毛囊群而形成多个脓头。痈的炎症范围比疖大,病变累及深层皮下结缔组织,表面皮肤血运障碍甚至坏死;自行破溃常较慢,全身反应较重,甚至发展为脓毒症。

(二) 临床表现

疖好发于头面、颈项和背部,初始局部皮肤有红、肿、痛的小硬结 (直径 <2 cm)。数日后肿痛范围扩大、小硬结中央组织坏死、软化,出现黄白色的脓栓,触之稍有波动;继而,大多脓栓可自行脱落、破溃,待脓液流尽后炎症逐步消退愈合。有的疖无脓栓称为无头疖,其炎症则需经抗炎处理后消退。不同部位同时发生几处疖,或者在一段时间内反复发生疖,称为疖病,与病人的抗感染能力较低 (如有糖尿病) 或皮肤不洁等有关。

痈发病以中、老年居多，大部分病人合并有糖尿病。病变好发于皮肤较厚的项部和背部，俗称"对口疔"和"搭背"。初起表现为局部小片皮肤硬肿、热痛，肤色暗红，其中可有数个凸出点或脓点，有畏寒、发热、食欲减退和全身不适，但一般疼痛较轻。随着局部皮肤硬肿范围增大，周围呈现浸润性水肿，引流区域淋巴结肿大，局部疼痛加剧，全身症状加重。继而病变部位脓点增大、增多，中心处可坏死脱落、破溃流脓，使疮口呈蜂窝状。周围皮肤可因组织坏死呈紫褐色，但疮口肉芽增生比较少见，难以自行愈合。延误治疗病变继续扩大加重，出现严重的全身反应。

颌面部疖痈十分危险，位于鼻、上唇及周围"危险三角区"，称为面疖和唇痈，临床症状明显、病情严重。特别是由于处理不当，如被挤碰时，病菌可经内眦静脉、眼静脉进入颅内海绵状静脉窦，引起颅内化脓性海绵状静脉窦炎，出现颜面部进行性肿胀，寒战、高热、头痛、呕吐、昏迷甚至死亡。

（三）诊断与鉴别

本病易于诊断，痈病变范围较疖大，可有数个脓栓，除有红肿疼痛外，全身症状也较重。如有发热等全身反应，应作血常规检查；老龄、疖病和痈的病人还应检查血糖和尿糖、血清白蛋白水平，需抗生素治疗者应做脓液细菌培养及药敏试验。

需鉴别的病变有：皮脂囊肿（俗称粉瘤）感染、痤疮感染等。

（四）预防和治疗

保持皮肤清洁，暑天或在炎热环境中应避免汗渍过多，勤洗澡和及时更换内衣。及时治疗疖病以防感染扩散。婴儿更应注意保护皮肤避免表皮受伤。

1. 局部处理

疖在红肿阶段可选用热敷、超短波、红外线等理疗，也可敷贴中药金黄散、玉露散或鱼石脂软膏。疖顶见脓点或有波动感时，可用碘酊点涂脓点，也可用针尖或小刀头将脓栓剔出，但禁忌挤压。出脓后敷以碘附湿纱条或化腐生肌中药膏直至病变消退。痈在初期仅有红肿时，可用50%硫酸镁湿敷或外敷上述中药和理疗，争取病变范围缩小。已出现多个脓点、表面紫褐色或已破溃流脓时，需要及时切开引流。在静脉麻醉下做"+"或"++"形切口切开引流，切口线应达到病变边沿健康组织，深度须达到痈的基底部（深筋膜层），清除已化脓和尚未成脓、但已失活的组织，在脓腔内填塞生理盐水、碘附或凡士林纱条，外加干纱布绷带包扎。术后注意创面渗血，渗出液过多时应及时更换敷料。术后应每天更换敷料一次，注意创面抗感染，待炎症控制后可使用生肌散促使肉芽组织生长，促进创面收缩愈合。较大的创面皮肤难以覆盖者，可在肉芽组织长好后予行植皮以加快修复。

2. 药物治疗

痈和出现发热、头痛、全身不适等症状的疖，特别是面部疖和唇痈，并发急性淋巴结炎、淋巴管炎时，可选用青霉素类或头孢菌素类抗菌药物，应用清热解毒中药方剂。有糖尿病病史者应给予胰岛素或降血糖类药物。

二、急性蜂窝织炎

（一）病因和病理

急性蜂窝织炎是发生在皮下、筋膜下、肌间隙或深部蜂窝组织的急性、弥漫性、化脓性感染。致病菌主要是溶血性链球菌，其次为金黄色葡萄球菌，以及大肠埃希菌或其他型链球菌。由于溶血性链球菌感染后可释放溶血素、链激酶和透明质酸酶等，炎症不易局限，与正常组织分界不清、扩散迅速，在短期内可引起广泛的皮下组织炎症、渗出、水肿，导致全身炎症反应综合征和内毒素血症，但血培养常为阴性。若是金黄色葡萄球菌引起者，则因细菌产生的凝固酶作用而病变较为局限。

（二）临床表现

通常分表浅和深部。表浅者初起时患处红、肿、热、痛，继之炎症迅速沿皮下向四周扩散，肿胀明显，疼痛剧烈。此时局部皮肤发红、指压后可稍褪色，红肿边缘界限不清楚，可出现不同大小的水疱，病变部位的引流淋巴结常有肿痛。病变加重时，皮肤水疱溃破出水样液，部分肤色变褐。深部的急性蜂窝织炎皮肤病状不明显，常因病变深在而影响诊治，多有寒战、高热、头痛、乏力等全身症状；严重时体温极高或过低，甚至有意识改变等严重中毒表现。

由于细菌种类与毒性、病人状况和感染部位的不同，可有如下几种特殊类型：

1. 产气性皮下蜂窝织炎

致病菌以厌氧菌为主，如肠球菌、兼性大肠埃希菌、变形杆菌、拟杆菌或产气荚膜梭菌。下腹与会阴部比较多见，常在皮肤受损伤且污染较重的情况下发生。病变主要局限于皮下结缔组织，不侵及肌层。初期表现类似一般性蜂窝织炎，但病变进展快且可触感皮下捻发音，破溃后可有臭味，全身状态较快恶化。

2. 新生儿皮下坏疽

亦称新生儿蜂窝织炎，其特点是起病急、发展快，病变不易局限，极易引发皮下组织广泛的坏死。致病菌主要为金黄色葡萄球菌，病变多发生背部与臀部，偶尔在枕部、肩、腿、腰骶和会阴等容易受压处。冬季易发，与皮肤不洁、擦伤、受压、受潮和粪便浸渍有关。初起时皮肤发红，触之稍硬。病变范围扩大时，中心部分变暗变软，皮肤与皮下组织分离，触诊时有皮下浮动感，脓液多时也可出现波动。皮肤坏死时肤色呈灰褐色或黑色，并可破溃。严重时可有高热、拒乳、哭闹不安或昏睡、昏迷等全身感染症状。

3. 口底、颌下蜂窝织炎

小儿多见，感染多起源于口腔或面部。来自口腔感染时，炎症肿胀可迅速波及咽喉，导致喉头水肿、压迫气管而阻碍通气，病情甚为危急。查体颌下皮肤轻度发红、发热，但肿胀明显，伴有高热，呼吸急迫、吞咽困难、不能进食，口底肿胀。源于面部者，红、肿、热、痛，全身反应较重。感染常向颌下或颈深部蔓延，可累及颌下或颈阔肌后的结缔组织，甚至纵隔，引起吞咽和呼吸困难，甚至窒息。

（三）诊断与鉴别诊断

根据病史、体征，白细胞计数增多等表现，诊断多不困难。浆液性或脓性分泌物涂片可检出致病菌，血和脓液的细菌培养与药物敏感试验有助诊断与治疗。

鉴别诊断：①新生儿皮下坏疽初期有皮肤质地变硬时，应与硬皮病区别。后者皮肤不发红，体温不增高。②小儿颌下蜂窝织炎引起呼吸急促、不能进食时，应与急性咽峡炎区别。后者颌下肿胀稍轻，而口咽内红肿明显。③产气性皮下蜂窝织炎应与气性坏疽区别。后者发病前创伤常累及肌肉，病变以产气荚膜梭菌引起的坏死性肌炎为主，伤口常有某种腥味，X线检查肌肉间可见气体影。脓液涂片检查可大致区分病菌形态，细菌培养有助确认致病菌。

（四）预防和治疗

重视皮肤卫生，防治皮肤受伤。婴儿和老年人的抵抗力较弱，要重视生活护理。

1. 抗菌药物

可用青霉素或头孢菌素类抗生素，疑有厌氧菌感染时加用甲硝唑。根据临床治疗效果或细菌培养与药物敏感试验结果调整用药。

2. 局部处理

早期急性蜂窝织炎，可用50%硫酸镁湿敷，或敷贴金黄散、鱼石脂膏等。若形成脓肿应及时切开引流；口底及颌下急性蜂窝织炎则应尽早切开减压，以防喉头水肿、压迫气管；其他各型皮下蜂窝织炎，为缓解皮下炎症扩展和减少皮肤坏死，也可在病变处作多个小的切口减压；产气性皮下蜂窝织炎必须及时隔离，伤口可用3%过氧化氢液冲洗、碘附湿敷等处理。

3. 对症处理

注意改善病人全身状态和维持内环境的稳定，高热时可选用冷敷物理降温，进食困难者输液维持营养和体液平衡，呼吸急促时给予吸氧等辅助通气。

三、丹毒

（一）病因和病理

丹毒是乙型溶血性链球菌侵袭感染皮肤淋巴管网所致的急性非化脓性炎症。好发于下肢与面部，大多常先有病变远端皮肤或黏膜的某种病损，如足趾皮肤损伤、足癣、口腔溃疡、鼻窦炎等。发病后淋巴管网分布区域的皮肤出现炎症反应，病变蔓延较快，常累及引流区淋巴结，局部很少有组织坏死或化脓，但全身炎症反应明显，易治愈但常有复发。

（二）临床表现

起病急，开始即可有畏寒、发热、头痛、全身不适等。病变多见于下肢，表现为片状微隆起的皮肤红疹、色鲜红、中间稍淡、边界清楚，有的可起水疱，局部有烧灼样疼痛。病变范围向外周扩展时，中央红肿消退而转变为棕黄。附近淋巴结常肿大、有触痛，但皮肤和淋巴结少见化脓破溃。病情加重时可出现全身性脓毒症。此外，丹毒经治疗好转后，可因病变复发而导致淋巴管阻塞、淋巴液淤滞，最终形成淋巴水肿、肢体肿胀、局部皮肤粗厚，甚至发展成"象皮肿"。

（三）预防和治疗

注意皮肤清洁，及时处理小创口；在接触丹毒病人或换药前后，应洗手消毒，防止交叉感染；与丹毒相关的足癣、溃疡、鼻窦炎等应积极治疗并避免复发。

治疗时注意卧床休息，抬高患肢。局部可用 50%硫酸镁液湿敷。全身应用抗菌药物，如静脉滴注青霉素、头孢菌素类敏感抗生素。

四、浅部急性淋巴管炎和淋巴结炎

（一）病因和病理

是指病菌如乙型溶血性链球菌、金黄色葡萄球菌等，从皮肤、黏膜破损处或其他感染病灶侵入淋巴系统，导致淋巴管与淋巴结的急性炎症，一般属非化脓性感染。皮下淋巴管分深、浅两层，急性淋巴管炎在浅层可在皮下结缔组织层内沿淋巴管蔓延，表现为丹毒（网状淋巴管炎）与浅层管状淋巴管炎，而深层淋巴管炎病变深在隐匿、体表无变化。浅部的急性淋巴结炎好发部位多在颌下、颈部、腋窝、肘内侧、腹股沟或腘窝，感染源于口咽炎症、足癣、皮损，各种皮肤、皮下化脓性感染和引流区域的淋巴管炎。

（二）临床表现

管状淋巴管炎多见于四肢，下肢更常见。浅部病变表皮下可见红色条线，有触痛，扩展时红线向近心端延伸，中医称"红丝疔"。皮下深层的淋巴管炎不出现红线，可有条形触痛带。病情取决于病菌的毒性和感染程度，常与原发感染有密切关系，全身症状与丹毒相似。

急性淋巴结炎轻者局部淋巴结肿大、疼痛，但表面皮肤正常，可清晰扪及肿大且触痛的淋巴结，大多能自行消肿痊愈；炎症加重时肿大淋巴结可粘连成团形成肿块，表面皮肤可发红、发热，疼痛加重；严重者淋巴结炎可因坏死形成局部脓肿而有波动感，或溃破流脓，并有发热、白细胞增高等全身炎症反应。

（三）诊断与鉴别

本病诊断一般不难。深部淋巴管炎需与急性静脉炎鉴别，后者也有皮肤下索条状触痛,沿静脉走行分布,常与外周血管内长期留置导管或输注刺激性药物有关。

(四)预防与治疗

急性淋巴管炎应着重治疗原发感染病灶。发现皮肤有红线条时,可用50%硫酸镁湿敷;如果红线向近侧延长较快,可在皮肤消毒后用较粗针头沿红线分别选取几个点垂直刺入皮下,并局部再湿敷以控制感染。

急性淋巴结炎未形成脓肿时,应积极治疗如疖、痈、急性蜂窝织炎等原发感染,淋巴结炎多可在原发感染控制后得已消退。若已形成脓肿,除应用抗菌药物外,还需切开引流。一般可先试行穿刺吸脓,然后在局部麻醉下切开引流,注意避免损伤邻近神经血管。少数急性淋巴结炎没有得到及时有效治疗可转变为慢性炎症而迁延难愈。

第三节 手部急性化脓性细菌感染

手部急性化脓性细菌感染包括甲沟炎、脓性指头炎、手掌侧化脓性腱鞘炎、掌深间隙感染和滑囊炎。通常是由微小擦伤、针刺和切伤等手部外伤后细菌感染所致,主要致病菌是金黄色葡萄球菌。严重的手部急性化脓性感染会影响手部功能,甚至致残,因此及时处理手部损伤对于预防感染非常重要。

鉴于手部解剖结构的特殊性,其感染具有如下临床病理特点:

(1)手背皮肤薄而松弛,手掌皮肤角化明显、厚而坚韧,因此手掌侧皮下脓肿很难向掌面溃破,而容易通过淋巴管或直接反流到手背侧,引起手背肿胀,极易误诊为手背感染。

(2)手的掌面皮下组织在大小鱼际处比较松弛,而掌心的皮下组织甚为致密,并有许多垂直的纤维束将皮肤与掌腱膜紧密相连,把皮下组织分隔成许多坚韧密闭的小腔隙。因此掌心感染化脓后，炎症不易向四周扩散，而往往向深部组织蔓延。炎症可以在化脓前就已经侵入深层组织，导致腱鞘炎、滑囊炎和屈指肌腱鞘、掌部滑囊及掌深间隙感染。

（3）手部腱鞘、滑囊与筋膜间隙相互沟通，感染可能蔓延全手，甚至累及前臂。

（4）手指末节皮肤与指骨骨膜间存在许多纵行纤维束并将皮下组织分隔成致密的小腔隙，发生感染后组织内张力较高，压迫神经末梢而致剧烈疼痛，并可迅速压迫末节手指滋养血管而造成指骨缺血、坏死、骨髓炎。

（5）肌腱与腱鞘感染后导致病变部位缩窄或瘢痕，可严重影响手部运动及触觉等功能。

一、甲沟炎和脓性指头炎

（一）病因和病理

甲沟炎是皮肤沿指甲两侧形成的甲沟及其周围组织的化脓性细菌感染，常因微小刺伤、挫伤、逆剥或剪指甲过深等引起。脓性指头炎为手指末节掌面皮下化脓性细菌感染，多因甲沟炎加重或指尖、手指末节皮肤受伤后引起。致病菌多为金黄色葡萄球菌。

（二）临床表现

1. 甲沟炎

常常先发生在一侧甲沟皮下，先为局部红、肿、热、痛，发生化脓后甲沟皮下出现白色脓点，有波动感，但不易破溃，可以蔓延至甲根或另一侧甲沟，形成半环形脓肿；向下蔓延形成甲下脓肿，继续向深层蔓延则会导致指头炎或慢性甲沟炎。感染加重时常有疼痛加剧和发热等症状。

2. 脓性指头炎

初始指头有针刺样疼痛，轻度肿胀，继而指头肿胀加重、剧烈跳痛，可伴有发热、全身不适、白细胞计数增加。感染加重时，可因神经末梢受压麻痹而疼痛缓解；皮肤由红转白，提示局部缺血趋于坏死；末节指骨如发生骨髓炎，则可能皮肤破溃流脓，指骨坏死，创口经久不愈。

（三）预防与治疗

甲沟炎尚未化脓时，局部可给予鱼石脂软膏、金黄散糊等敷贴或超短波、红外线等理疗，并口服敏感抗菌药物。脓肿形成者应行手术，沿甲沟旁纵行切开引流。甲根脓肿则需要分离拨出部分甚至全部指甲，术中需注意避免损伤甲床，以利于指甲再生。不可在病变邻近处采用指神经阻滞麻醉，以免感染扩散。

指头炎初发时应悬吊前臂、平放患手，给予敏感抗生素，以金黄散糊剂敷贴患指。如患指剧痛、肿胀明显、伴有全身症状，应及时切开引流，以免发生指骨坏死及骨髓炎。通常采用指神经阻滞麻醉，在末节指侧面作纵切口，远端不超过甲沟1/2，近端不超过指节横纹，分离切断皮下纤维条索，通畅引流；脓腔较大者宜作对口引流，剪去多余脂肪，有死骨片应当除去；避免作鱼口状切口，以免术后瘢痕影响手指功能。

二、急性化脓性腱鞘炎和化脓性滑囊炎

（一）病因和病理

手的屈指腱鞘炎多为局部刺伤后继发细菌感染，也可由掌部感染蔓延而来，手伸指腱鞘感染少见。致病菌多为金黄色葡萄球菌。拇指和小指的腱鞘分别与桡侧、尺侧滑囊沟通，其腱鞘炎可蔓延到桡侧、尺侧滑囊，有时也可经腕部小孔沟通导致感染蔓延。食指、中指与环指的腱鞘的感染一般局限于各自腱鞘，但可扩散至手深部间隙。

（二）临床表现

病情进展迅速，24 小时即可出现明显的局部与全身症状，病指疼痛剧烈，伴有发热、头痛等不适，白细胞计数升高等急性炎症表现。

1. 急性化脓性腱鞘炎

病指中、近节均匀肿胀，皮肤极度紧张；患指各个关节轻度弯曲，腱鞘有压痛，被动伸指运动疼痛加剧；如腱鞘感染不及时切开引流减压，可致肌腱缺血坏死；感染可蔓延至手掌深部间隙，甚至经滑囊到腕部和前臂。

2. 化脓性滑囊炎

桡侧和尺侧滑囊感染，分别由拇指和小指的腱鞘炎引起。桡侧滑囊感染时，拇指肿胀微屈、不能外展及伸直，拇指及大鱼际处压痛。尺侧滑囊感染时，小指及环指半屈、被动伸直剧痛，小指及小鱼际处压痛。

（三）预防与治疗

避免手的损伤，并及时处理手外伤，防止继发细菌感染。早期治疗与脓性指头炎相同，治疗后无好转或局部肿痛明显时，需尽早切开引流减压，防止患指肌腱受压坏死。化脓性腱鞘炎可在肿胀腱鞘之一侧切开引流，也可双侧切开对口引流，注意避免损伤神经和血管。切口应避开手指及手掌的横纹以免损及肌腱影响患指伸屈。桡侧与尺侧滑囊炎分别在大鱼际与小鱼际掌面作小切口引流或对口引流，注意切口近端距离腕横纹不少于 1.5 cm，以免损伤正中神经。术后抬高患手并固定于功能位。

三、掌深间隙急性细菌性感染

（一）病因和病理

掌深间隙急性细菌性感染可由腱鞘炎蔓延或直接刺伤引起。致病菌多为金黄色葡萄球菌。掌深间隙位于手掌屈指肌腱和滑囊深面的疏松组织间隙，外侧为大鱼际，内侧为小鱼际。掌腱膜与第三掌骨相连的纤维结构将此间隙分为桡侧的鱼际间隙和尺侧的掌中间隙。食指腱鞘炎可蔓延至鱼际间隙感染；中指与环指腱鞘感染可蔓延至掌中间隙。

（二）临床表现

掌深间隙感染均有发热、头痛、脉快、白细胞计数增加等全身症状。还可继发肘内或腋窝淋巴结肿痛。

掌中间隙感染可见掌心隆起，正常凹陷消失，皮肤明显紧张、发白、压痛，手背水肿；中指、环指及小指处于半屈位，被动伸指引起剧痛。鱼际间隙感染时掌深凹陷存在，而鱼际和拇指指蹼肿胀、压痛，食指半屈，拇指外展略屈，活动受限不能对掌。

（三）预防与治疗

掌深间隙感染应大剂量敏感抗生素静脉滴注。局部早期处理与化脓性腱鞘炎相同，如无好转应及早切开引流。掌深间隙感染时纵行切开中指与环指间的指蹼掌面，切口不应超过手掌远侧掌纹，以免损伤掌浅动脉弓。也可以在环指相对位置的掌远侧横纹处作一小横切口，进入掌中间隙。鱼际间隙感染引流的切口可直接作在鱼际最肿胀、波动最明显处，注意避免损伤神经、血管、肌腱。还可以在拇指、食指间指蹼处"虎口"作切口，或于第二掌骨桡侧作纵切口。手掌部脓肿常表现为手背肿胀，切开引流应该在掌面而非手背进行。

第四节　脓毒症

脓毒症常继发于严重的外科感染，是机体对感染的反应失调而导致危及生命的器官功能障碍。当脓毒症合并出现严重的循环障碍和细胞代谢紊乱时，称为脓毒症休克，其死亡风险与单纯脓毒症相比显著升高。临床上常使用菌血症的概念描述血培养阳性者，应注意与脓毒症的概念相区别。

一、病因

导致脓毒症的原因包括致病菌数量多、毒力强和机体免疫力低下。它常继发于严重创伤后的感染和各种化脓性感染，如大面积烧伤创面感染、开放性骨折合并感染、急性弥漫性腹膜炎、急性梗阻性化脓性胆管炎等。机体免疫力低下者，如糖尿病、尿毒症、长期或大量应用皮质激素或抗癌药的病人，一旦发生化脓性感染，也较易引发脓毒症。另外，一些潜在的感染途径需要注意。

静脉导管感染：静脉留置导管，尤其是中心静脉置管，如果护理不慎或留置时间过长，很容易成为病原菌直接侵入血液的途径。一旦形成感染灶，可不断向机体播散病菌和毒素。

肠源性感染：肠道是人体中最大的"储菌所"和"内毒素库"。健康情况下，肠黏膜有严密的屏障功能。但是，在危重病人肠黏膜屏障功能受损或衰竭时，肠内病原菌和内毒素可经肠道移位而导致肠源性感染。

脓毒症的常见致病菌包括：革兰阴性菌，如大肠埃希菌、铜绿假单胞菌、变形杆菌、克雷伯菌、大肠杆菌等；革兰阳性菌，如金黄色葡萄球菌、表皮葡萄球菌、肠球菌（粪链球菌）、化脓性链球菌等；厌氧菌，如脆弱拟杆菌、梭状杆菌、厌氧葡萄球菌、厌氧链球菌等；真菌，如白念珠菌、曲霉菌、毛霉菌、新型隐球菌等。

现在，革兰阴性菌引起的脓毒症发病率已明显高于革兰阳性菌，且由于抗生素的不断筛选，出现了一些此前较少见的机会菌，如鲍曼不动杆菌、嗜麦芽窄食单胞菌等。除此之外，条件性感染的真菌也需要特别注意。

二、临床表现

脓毒症常见表现包括：①发热，可伴寒战；②心率加快、脉搏细速，呼吸急促或困难；③神志改变，如淡漠、烦躁、谵妄、昏迷；④肝脾可肿大，可出现皮疹。

不同病原菌引发的脓毒症有不同的临床特点。革兰阴性菌所致的脓毒症常继发于腹膜炎、腹腔感染、大面积烧伤感染等，一般比较严重，可出现三低现象（低温、低白细胞、低血压），发生脓毒症休克者也较多。革兰阳性菌所致的脓毒症常继发于严重的痈、蜂窝织炎、骨关节化脓性感染等，多数为金黄色葡萄球菌所致，常伴高热、皮疹和转移性脓肿。厌氧菌常与需氧菌掺杂形成混合感染，其所致的脓毒症常继发于各类脓肿、会阴部感染、口腔颌面部坏死性感染等，感染灶组织坏死明显，有特殊腐臭味。真菌所致的脓毒症常继发于长期使用广谱抗生素或免疫抑制剂，或长期留置静脉导管，可出现结膜瘀斑、视网膜灶性絮样斑等栓塞表现。

三、诊断

通常使用脓毒症相关的序贯器官衰竭评分（SOFA）诊断脓毒症。但由于 SOFA 计算烦琐且需要血液化验检查，临床上建议使用快速 SOFA（qSOFA）对感染或疑似感染者先进行初步评估。当 qSOFA≥2 分时，应使用 SOFA 进一步评估病人情况。如果感染导致病人 SOFA 比原基线水平高出 2 分以上，表示病人存在器官功能障碍，即可诊断脓毒症。如果脓毒症病人在充分液体复苏后仍需使用血管活性药物维持平均动脉压≥65 mmHg，且伴血清乳酸浓度>2 mmol/L，即可诊断脓毒症休克。

致病菌的检出对脓毒症的确诊和治疗具有重要意义。在不显著延迟抗生素使用的前提下，建议在抗生素使用前采集样本。静脉导管留置超过 48 小时者，如果怀疑静脉导管感染，应从导管内采样送检。多次细菌血培养阴性者，应考虑厌氧菌或真菌性脓毒症并进行相关检查。另外，用脓液、穿刺液等做培养，对病原菌的检出也有一定帮助。

四、治疗

根据脓毒症与脓毒症休克国际处理指南，脓毒症的治疗可大致分为以下四个部分。

（一）早期复苏

对确诊为脓毒症或脓毒症休克的病人，应立即进行液体复苏。如果病人有脓毒症诱导的低灌注表现（急性器官功能障碍、低血压或高乳酸）或脓毒症休克，在最初 3 小时内应给予不少于 30 mL/kg 的晶体液。对需要使用血管活性药物的脓毒症休克病人，建议复苏初始目标为平均动脉压 65 mmHg。完成早期液体复苏后，应根据病人血流动力学的检测结果决定进一步的复苏策略。

（二）抗微生物治疗

对确诊为脓毒症或脓毒症休克的病人，应在 1 小时内启动静脉抗生素治疗。对于早期的抗生素治疗，建议经验性地使用一种或几种广谱抗生素，以期覆盖所有可能的病原体（包括潜在的真菌或病毒）；一旦致病菌和药敏结果明确，建议使用针对性的窄谱抗生素进行治疗。抗生素的治疗疗程一般维持 7~10 天，在病人体温正常、白细胞计数正常、病情好转、局部病灶控制后停药。

（三）感染源控制

感染的原发灶应尽早明确，并及时采取相应措施控制感染源，如清除坏死组织和异物、消灭无效腔、脓肿引流等；同时，如果存在血流障碍、梗阻等致病因素，也应及时处理。静脉导管感染时，拔除导管应属首要措施。危重病人疑为肠源性感染时，应及时纠正休克，尽快恢复肠黏膜的血流灌注，并通过早期肠道营养促使肠黏膜尽快修复，口服肠道生态制剂以维护肠道正常菌群。

（四）其他辅助治疗

早期复苏成功后，应重新评价病人的血流动力学状态，酌情补液和使用血管活性药物。如果血流动力学仍不稳定，可静脉给予氢化可的松（200 mg/d）。当病人血红蛋白低于70g/L时，给予输血。对于无急性呼吸窘迫综合征（ARDS）的脓毒症病人，建议使用小潮气量（6 mL/kg）辅助通气。对于高血糖者，应给予胰岛素治疗，控制血糖上限低于10 mmol/L。对于无禁忌证的病人建议使用低分子肝素预防静脉血栓。对于存在消化道出血风险的病人，建议给予质子泵抑制剂预防应激性溃疡。对于能够耐受肠内营养的病人，应尽早启动肠内营养。

第五节　有芽孢厌氧菌感染

厌氧菌是指一类只能在低氧分压的条件下生长，而不能在空气（18%氧气）和（或）10%二氧化碳浓度下的固体培养基表面生长的细菌。根据生芽孢与否可将厌氧菌分类分为两大类：①有芽孢厌氧菌，包括破伤风梭菌、产气荚膜杆梭菌、肉毒梭菌和艰难梭菌等；②无芽孢厌氧菌，包括革兰阳性或革兰阴性的杆菌和球菌，如脆弱类杆菌、韦荣菌属、消化链球菌属等。

一、破伤风

（一）病因

破伤风是常和创伤相关联的一种特异性感染。除了可能发生在各种创伤后，还可能发生于不洁条件下分娩的产妇和新生儿。病菌是破伤风梭菌，为专性厌氧，革兰染色阳性；平时存在于人畜的肠道，随粪便排出体外，以芽孢状态分布于自然界，尤以土壤中为常见。此菌对环境适应性很强，能耐煮沸。创伤伤口的破伤风梭菌污染率很高，战场中污染率可达 25%~80%，但破伤风发病率只占污染者的 10%~20%，提示发病必须具有其他因素，主要因素就是缺氧环境。如果伤口深，且外口较小，伤口内有坏死组织、血块充塞，或填塞过紧、局部缺血等；或者同时存在需氧菌感染，消耗了伤口内残留的氧气，就形成了一个适合该菌生长繁殖的缺氧环境。

（二）病理生理

在缺氧环境中，破伤风梭菌的芽孢发育为增殖体，迅速繁殖并产生大量外毒素，主要是痉挛毒素。菌体及其外毒素，在局部并不引起明显的病理改变，伤口甚至无明显急性炎症或可能愈合。但痉挛毒素吸收至脊髓、脑干等处，与联络神经细胞的突触相结合，抑制突触释放抑制性传递介质。运动神经元因失去中枢抑制而兴奋性增强，致使随意肌紧张与痉挛。破伤风毒素还可阻断脊髓对交感神经的抑制，致使交感神经过度兴奋，引起血压升高、心率增快、体温升高、自汗等。

（三）临床表现

破伤风潜伏期一般为 7~8 天，可短至 24 小时或长达数月、数年。潜伏期越短者，预后越差。约 90% 的病人在受伤后 2 周内发病，偶见在摘除体内存留多年的异物后出现破伤风症状。前驱症状是全身乏力、头晕、头痛、咀嚼无力、局部肌肉发紧、扯痛、反射亢进等。典型症状是在肌紧张性收缩（肌强直、发硬）的基础上，阵发性强烈痉挛，通常最先受影响的肌群是咀嚼肌，随后顺序为面部表情肌、颈、背、腹、四肢肌，最后为膈肌。相应出现的征象为：张口困难（牙关紧闭）、蹙眉、口角下缩、咧嘴"苦笑"、颈部强直、头后仰；当背、腹肌同时收缩，因背部肌群较为有力，躯干因而扭曲成弓、结合颈、四肢的屈膝、弯肘、半握拳等痉挛姿态，形成"角弓反张"或"侧弓反张"；膈肌受影响后，发作时面唇青紫，通气困难，可出现呼吸暂停。上述发作可因轻微的刺激，如光、声、接触、饮水等而诱发。间隙期长短不一，发作频繁者，常示病情严重。发作时神志清楚，表情痛苦，每次发作时间由数秒至数分钟不等。强烈的肌痉挛，可使肌断裂，甚至发生骨折。膀胱括约肌痉挛可引起尿潴留。持续的呼吸肌和膈肌痉挛，可造成呼吸骤停。病人死亡原因多为窒息、心力衰竭或肺部并发症。

病程一般为 3~4 周，如积极治疗、不发生特殊并发症，发作的程度可逐步减轻，缓解期平均约 1 周。但肌紧张与反射亢进可继续一段时间；恢复期间还可出现一些精神症状，如幻觉，言语、行动错乱等，但多能自行恢复。

少数病人仅表现为受伤部位肌持续性强直，可持续数周或数月，预后较好。新生儿患此病时，因肌肉纤弱而症状不典型，表现为不能啼哭和吸乳，少活动，呼吸弱或困难。

（四）诊断和鉴别诊断

实验室检查很难诊断破伤风，因脑脊液检查可以正常，伤口厌氧菌培养也难发现该菌。但破伤风的症状比较典型，诊断主要根据临床表现。凡有外伤史，不论伤口大小、深浅，如果伤后出现肌紧张、扯痛，张口困难、颈部发硬、反射亢进等，均应考虑此病的可能性。需要与下列疾病鉴别。①化脓性脑膜炎：虽有"角弓反张"状和颈项强直等症状，但无阵发性痉挛；有剧烈头痛、高热、喷射性呕吐、神志有时不清；脑脊液检查有压力增高、白细胞计数增多等。②狂犬病：有被疯狗、猫咬伤史，以吞咽肌抽搐为主。喝水不能下咽，并流大量口涎，病人听见水声或看见水，咽肌立即发生痉挛。③其他：如颞下颌关节炎、子痫、癔症等。

（五）预防

破伤风是可以预防的。破伤风梭菌是厌氧菌，其生长繁殖必须有缺氧的环境。因此，创伤后早期彻底清创，改善局部循环，是预防破伤风发生的重要措施。

通过人工免疫，产生较稳定的免疫力是另一重要的预防措施。主动免疫采用破伤风类毒素抗原注射，使人体产生抗体以达到免疫目的。在我国现行的计划免疫疫苗接种中已经包括了破伤风免疫注射。

被动免疫法对伤前未接受自动免疫的伤员，尽早皮下注射破伤风抗毒素（TAT）1500~3000U。破伤风的发病有潜伏期，尽早注射有预防作用，但其作用短暂，有效期为10日左右。因此，对深部创伤可能感染厌氧菌的病人，可在1周后追加注射一次量。抗毒素易发生过敏反应，注射前必须进行皮内敏感试验。如过敏，应按脱敏法注射。目前最佳的被动免疫是肌内注射250~500U人体破伤风免疫球蛋白（TIG）。人体破伤风免疫球蛋白是自人体血浆免疫球蛋白中提纯或用基因重组技术制备的，一次注射后在人体可存留4~5周，免疫效能10倍于破伤风抗毒素。

（六）治疗

破伤风是一种极为严重的疾病，死亡率高，尤其是新生儿和吸毒者，为此要采取积极的综合治疗措施，包括清除毒素来源，中和游离毒素，控制和解除痉挛，保持呼吸道通畅和防治并发症等。

1. 伤口处理

凡能找到伤口，伤口内存留坏死组织、引流不畅者，应在抗毒血清治疗后，在麻醉并控制痉挛下进行清创，并用3%过氧化氢溶液冲洗，置放引流物充分引流。有的伤口看上去已愈合，而痂下可能存在窦道或无效腔，应仔细检查。

2. 抗毒素的应用

常用破伤风抗毒素（TAT），目的是中和游离的毒素，所以只在早期应用有效，若毒素已与神经组织结合，则难收效。一般用量是10000~60000U，分别由肌内注射与静脉滴入。静脉滴入应稀释于 5% 葡萄糖溶液中，缓慢滴入。用药前应作皮内过敏试验。连续应用或加大剂量并无意义，且易致过敏反应和血清病。破伤风人体免疫球蛋白（TIG），剂量为 3000~6000U，一般只需 1 次肌内注射。

要注意的是，破伤风的发病不能确保对本病形成终生免疫，在确诊破伤风 1 个月后，应给予 0.5 mL 破伤风类毒素，并完成基础免疫注射。

3. 抗生素治疗

首选青霉素，剂量为 80 万~100 万 U，肌内注射，每 4~6 小时 1 次，或大剂量静脉滴注，剂量为 200 万~1000 万 U，每日分 2~4 次给药，可抑制破伤风梭菌。也可给甲硝唑 2.5g/d，分次口服或静脉滴注，持续 7~10 天。如伤口有混合感染，则相应选用抗菌药物。

4. 支持对症治疗

病人入院后，应住隔离病室，避免光、声等刺激；避免打扰病人。根据病情可交替使用镇静、解痉药物，以减少病人的痉挛和痛苦。可供选用的药物有水合氯醛，保留灌肠量每次 20~40 mL，苯巴比妥钠肌内注射，每次 0.1~0.2g，地西泮 10~20mg 肌内注射或静脉滴注，一般每日 1 次。病情较重者，可用冬眠 1 号合剂（由氯丙嗪、异丙嗪各 50mg，哌替啶 100mg 及 5% 葡萄糖 250 mL 配成）静脉缓慢滴入，但低血容量时忌用。对于重症病人可以使用咪达唑仑和丙泊酚，两药联用可收到更好的镇静效果。痉挛发作频繁不易控制者，可用 2.5% 硫喷妥钠缓慢静注，每次 0.25~0.5g，但要警惕发生喉头痉挛和呼吸抑制，用于已作气管切开者比较安全。但新生儿破伤风要慎用镇静解痉药物，可酌情用洛贝林、尼可刹米等。由于病人不断阵发痉挛，出大汗等，故每日消耗热量和水分丢失较多。因此要十分注意营养（高热量、高蛋白、高维生素）补充和水与电解质平衡的调整。必要时可采用鼻胃管管饲，甚至采用中心静脉肠外营养。

5. 并发症的防治

主要并发症有窒息、肺不张、肺部感染等，重症病人应尽早进行气管切开，以便改善通气，清除呼吸道分泌物；必要时可进行人工辅助呼吸，还可利用高压氧舱辅助治疗。气管切开病人应注意做好呼吸道管理，包括气道雾化、湿化、冲洗等。要定时翻身、拍背，以利排痰，并预防压疮。严格无菌技术，防止交叉感染。已并发肺部感染者，根据菌种选用抗生素。应安排专人护理，防止意外，如防止咬伤舌，或发作时掉下床造成摔伤（骨折等）。

二、气性坏疽

（一）病因

气性坏疽是厌氧菌感染的一种，即梭状芽孢杆菌所致的肌坏死或肌炎。此类感染因其发展急剧，预后差。已知的梭状芽孢杆菌有多种，引起本病主要的有产气荚膜梭菌、水肿杆菌、腐败杆菌、溶组织杆菌等。感染发生时，往往不是单一细菌，而是几种细菌的混合。各种细菌又有其生物学的特性，根据细菌组合的主次，临床表现有所差别，有的以产气显著，有的以水肿为主。这类细菌在人畜粪便与周围环境中（特别是泥土中）广泛存在。故伤后污染此菌的机会很多，但发生感染者不多。因为这类细菌在人体内生长繁殖需具备缺氧环境。如开放性骨折伴有血管损伤，挤压伤伴有深部肌肉损伤、上止血带时间过长或石膏包扎过紧，邻近肛周、会阴部位的严重创伤，继发此类感染的概率较高。

（二）病理生理

这类细菌可产生多种有害于人体的外毒素与酶。有的酶是通过脱氮、脱氨、发酵的作用而产生大量不溶性气体如硫化氢、氮等，积聚在组织间；有的酶能溶组织蛋白，使组织细胞坏死、渗出，产生严重水肿。由于气、水夹杂，急剧膨胀，局部张力迅速增加，皮肤表面可变得如"木板样"硬。筋膜下张力急剧增加，从而压迫微血管，进一步加重组织的缺血、缺氧与失活，更有利于细菌繁殖生长，形成恶性循环。这类细菌还可产生卵磷脂酶、透明质酸酶等，使细菌易于穿透组织间隙，快速扩散。病变一旦开始，可沿肌束或肌群向上下扩展，肌肉转为砖红色，外观如熟肉，失去弹性。如侵犯皮下组织，气肿、水肿与组织坏死可迅速沿筋膜扩散。活体组织检查可发现肌纤维间有大量气泡和大量革兰阳性粗短杆菌。

（三）临床表现

通常在伤后1~4日发病，最快者可在伤后8~10小时，最迟为5~6日。临床特点是病情急剧恶化，烦躁不安，夹有恐惧或欣快感；皮肤、口唇变白，大量出汗、脉搏快速、体温逐步上升。随着病情的发展，可发生溶血性贫血、黄疸、血红蛋白尿、酸中毒，全身情况可在12~24小时内迅速恶化。

病人常诉伤肢沉重或疼痛，持续加重，有如胀裂，程度常超过创伤伤口所能引起者，止痛剂不能奏效；局部肿胀与创伤所能引起的程度不成比例，并迅速向上下蔓延，每小时都可见到加重。伤口中有大量浆液性或浆液血性渗出物，可渗湿厚层敷料，当移除敷料时有时可见气泡从伤口中冒出。皮下如有积气，可触及捻发音。由于局部张力，皮肤受压而发白，浅部静脉回流发生障碍，故皮肤表面可出现如大理石样斑纹。因组织分解、液化、腐败和大量产气（硫化氢等），伤口可有恶臭。局部探查时，如属筋膜上型，可发现皮下脂肪变性、肿胀；如为筋膜下型，筋膜张力增高，肌肉切面不出血。渗出物涂片染色可发现革兰阳性粗大杆菌。X线照片检查常显示软组织间有积气。

（四）诊断与鉴别诊断

因病情发展急剧，重在早期诊断。早期诊断的重要依据是局部表现。伤口内分泌物涂片检查有革兰阳性染色粗大杆菌和X线检查显示伤处软组织间积气，有助于确诊。诊断时应予鉴别者：①组织间积气并不限于梭状芽孢杆菌的感染。某些脏器如食管、气管因手术、损伤或病变导致破裂溢气，体检也可出现皮下气肿，捻发音等，但不同之处是不伴有全身中毒症状；局部的水肿、疼痛、皮肤改变均不明显，而且随着时间的推移，气体常逐渐吸收。②一些兼性需氧菌感染如大肠埃希菌、克雷白杆菌的感染也可产生一定的气体，但主要是 CO_2，属可溶性气体，不易在组织间大量积聚，而且无特殊臭味。③厌氧性链球菌也可产气，但其所造成的损害是链球菌蜂窝织炎、链球菌肌炎等，全身中毒症状较轻，发展较缓。处理及时，切开减张、充分引流，加用抗生素等治疗，预后较好。

（五）预防

对容易发生此类感染的创伤应特别注意。如开放性骨折合并大腿、臀部广泛肌肉损伤或挤压伤者、有重要血管损伤或继发血管栓塞者；用止血带时间过长、石膏包扎太紧者。预防的关键是尽早彻底清创，包括清除失活、缺血的组织、去除异物特别是非金属性异物；对深而不规则的伤口要充分敞开引流，避免无效腔存在；筋膜下张力增加者，应早期切开筋膜减张等。对疑有气性坏疽的伤口，可用3%过氧化氢或1∶1000高锰酸钾等溶液冲洗、湿敷。挫伤、挤压伤的软组织在早期较难判定其活力，24~36小时后界限才趋明显，这段时间内要密切观察。对腹腔穿透性损伤，特别是结肠、直肠、会阴部创伤，也应警惕此类感染的发生。上述病人均应早期使用大剂量的青霉素和甲硝唑。

（六）治疗

一经诊断，需立即开始积极治疗。越早越好，可以挽救病人的生命，减少组织的坏死或截肢率。

1. 急诊清创

深部病变往往超过表面显示的范围，故病变区应作广泛、多处切开，包括伤口周围水肿或皮下气肿区，术中应充分显露探查，彻底清除变色、不收缩、不出血的肌肉。因细菌扩散的范围常超过肉眼病变的范围，所以应整块切除肌肉，包括肌肉的起止点。如感染限于某一筋膜腔，应切除该筋膜腔的肌群。如整个肢体已广泛感染，应果断进行截肢以挽救生命。如感染已部分超过关节截肢平面，其上的筋膜腔应充分敞开，术后用氧化剂冲洗、湿敷，经常更换敷料，必要时还要再次清创。

2. 应用抗生素

对这类感染，首选青霉素，常见产气荚膜梭菌中对青霉素大多敏感，但剂量需大，每天应在 1000 万 U 以上。大环内酯类（如琥乙红霉素、麦迪霉素等）和硝唑类（如甲硝唑、替硝唑）也有一定疗效。氨基糖苷类抗生素（如卡那霉素、庆大霉素等）对此类细菌已证实无效。

3. 高压氧治疗

提高组织间的含氧量，造成不适合厌氧菌生长繁殖的环境，可提高治愈率，减轻伤残率。

4. 全身支持治疗

包括输血、纠正水与电解质失调、营养支持与对症处理等。

第六节　外科应用抗菌药的原则

抗菌药物在预防、控制与治疗外科感染中发挥重要作用。目前临床常用的抗菌药物达数百种，由于应用广泛，滥用的现象时有发生。不合理地使用抗菌药物不仅会引起毒副作用和过敏反应，还会增加病原菌的耐药性，导致二重感染。因此，合理地应用抗菌药物至关重要。

一、抗菌药物合理应用的基本原则

（一）尽早确认致病菌

对明确或怀疑外科感染者，应尽早查明致病菌并进行药敏试验，有针对性地选用抗菌药物。危重病人在未获知致病菌及药敏结果前，应在临床诊断的基础上预测最有可能的致病菌种，并结合当地细菌耐药情况，选择适当的药物进行治疗；获知致病菌与药敏试验结果后，应结合之前的治疗效果对用药方案做出调整。

（二）选择最佳的抗菌药物

各种抗菌药物均有特定的抗菌谱与适应证，不同的致病菌对药物的敏感性也不同，要根据临床诊断、细菌学检查、药物的效应及药代动力学特点（吸收、分布、代谢和排泄过程），选择疗效高、毒性小、应用方便、价廉易得的药物。

（三）制定合理的用药方案

制定用药方案时应考虑以下因素。

1. 给药途径

感染局限或较轻、可接受口服给药者，应选用口服吸收完全的抗菌药物。重症感染者，应给予静脉给药，以确保药效。

2. 给药剂量

按各种抗菌药物的治疗剂量范围给药。氨基糖苷类、喹诺酮类等剂量依赖型抗菌药，其杀菌效应与药物浓度相关，给药剂量宜偏向高限。β-内酰胺类、大环内酯类等时间依赖型抗菌药，只要血药浓度超过最低抑菌浓度（MIC）即可发挥杀菌效应，因此给药剂量宜偏向低限，维持血药浓度大于 MIC 水平即可。

3. 给药次数

根据药代动力学和药效学的原则确定给药次数。半衰期短者，如青霉素、头孢菌素类、克林霉素等，应 1 日给药多次；喹诺酮类、氨基糖苷类等可 1 日给药 1 次。

4. 疗程

多数外科感染经有效抗生素治疗 5~7 天即可控制。脓毒症抗生素的治疗疗程一般维持 7~10 天。抗菌药物一般在病人体温正常、白细胞计数正常、病情好转、局部病灶控制后停药。骨髓炎、感染性心内膜炎、植入物感染等常需 6~12 周的疗程，过早停药可使感染不易控制。

5. 联合用药

联合用药的指征有：①病因未明的严重感染，包括免疫缺陷者的严重感染；②单一抗菌药物不能控制的混合感染或严重感染，如腹膜炎、盆腔炎、感染性心内膜炎、脓毒症等；③需长时间用药，病原菌易产生耐药性的感染，如结核病、尿路感染等；④减少个别药物剂量，降低毒性反应，如两性霉素 B 与氟胞嘧啶联用治疗深部真菌病。

二、围术期预防用药的原则

目的在于预防和减少手术相关的外科感染，包括术后切口感染、手术深部或腔隙的感染，和可能发生的全身感染。预防使用抗生素的指征主要是清洁-污染手术和污染手术，在一些特殊情况下，清洁手术也需要预防使用抗生素，具体介绍如下。

（一）清洁手术

手术野无污染，通常不需预防用抗菌药物，仅在下列情况中考虑预防用药：①手术范围大、时间长、污染机会增加；②手术涉及重要脏器，一旦发生污染将造成严重后果者，如头颅手术、心脏手术、眼内手术等；③异物植入手术；④病人为高龄或免疫缺陷者等高危人群。

（二）清洁-污染手术

指呼吸道、消化道、泌尿道和女性生殖道手术，或经以上器官的手术，由于手术部位存在大量人体寄生菌群，手术时可能污染手术野造成感染，因此需预防应用抗生素。

（三）污染手术

指由于胃肠道、尿路、胆道体液大量溢出或开放性创伤等已造成手术野严重污染的手术，需预防应用抗生素。

三、抗菌药物在特殊人群中的应用

病人的病理、生理及免疫状况可影响药物的作用，即使是同一种抗菌药物，在不同的病人体内吸收、分布、代谢与排泄过程也会有差异，用药时应予重视。特别是对特殊人群，用药需遵循个体化原则。

（一）肾功能减退者

根据感染的严重程度、病原菌种类及药敏试验结果等，选用低肾毒性或无肾毒性的抗菌药物；必须使用肾毒性抗菌药物时，应调整给药剂量和方法。

（二）肝功能减退者

①主要经肝脏清除的药物：肝功能减退可导致药物清除明显减少，若无明显毒性反应，仍可正常使用，但治疗过程中需严密监测肝功能，必要时减量，若发生毒性反应，应避免使用此类药物；②经肝、肾两途径清除的药物：严重肝病时应减量应用；③主要经肾脏清除的药物：无须调整用药剂量。

（三）老年病人

老年病人肾功能呈生理性减退，因此给药时应按轻度肾功能减退情况减量，即使用正常治疗量的 1/2~2/3；宜选用毒性低、杀菌作用强的药物，若必须使用高毒性药物，应同时行血药浓度监测，并及时调整剂量。

（四）新生儿病人

新生儿感染应避免使用毒性大的抗菌药物，若确有应用指征，必须同时行血药浓度监测，并及时调整剂量；避免使用可能发生严重不良反应的抗菌药物；主要经肾脏代谢的药物需减量应用；给药方案应按新生儿日龄进行调整。

（五）小儿病人

尽量避免使用有耳、肾毒性的抗生素，如氨基糖苷类和万古霉素，若确有应用指征，需在使用过程中严密观察不良反应；四环素类抗生素可致牙齿黄染及牙釉质发育不良，不可用于 8 岁以下小儿；喹诺酮类抗生素对骨骼发育可能产生不良影响，应避免用于 18 岁以下未成年人。

（六）妊娠期病人

对胎儿有致畸或明显毒性作用的药物，如四环素类、喹诺酮类，应避免使用。对母体和胎儿均有毒性的药物，如氨基糖苷类和万古霉素，应避免使用；确有应用指征时，需行血药浓度监测。对母体和胎儿均无明显影响，且无致畸作用的药物，如 β-内酰胺类，适宜在妊娠期使用。

（七）哺乳期病人

哺乳期病人使用抗菌药物，药物均可自乳汁分泌，不论乳汁中药物浓度如何，均可对乳儿产生潜在影响，因此，哺乳期使用任何抗菌药物均应暂停哺乳。

总之，合理地选择抗菌药物，既要依据致病菌的种类和药敏结果，同时还要考虑病人生理病理的具体状况。

第二章　食管疾病

第一节　食管癌

食管癌是一种常见的上消化道恶性肿瘤，目前被列为全球第八大癌症。我国是世界上食管癌高发地区之一，每年新发病例约 70 万例，占全球新发病例的 39%，而死亡病例更高达 27 万例，占全球的 58%，无论是新发病例还是死亡病例均居世界之首。

一、病学及病因学

食管癌的发病率和死亡率各国差异很大。欧美各国发病率很低，约为 2~5/10 万，病理类型也以食管腺癌为主。亚洲国家的发病率为 1.2~32/10 万。在我国，食管癌的发病率有其独特的地理分布特点，以太行山南段的河南、河北、山西三省交界地区的发病率最高，可达 32/10 万。此外，山东、江苏、福建、安徽、湖北、陕西、新疆等地尚有相对集中的高发区。我国的食管癌病理类型是以鳞癌占绝大多数。

食管癌的发病男性高于女性，男女比例约 1.3∶1~2.7∶1。发病年龄多在 40 岁以上，以 60~64 岁年龄组发病率最高。

食管癌的确切病因尚不清楚，但吸烟和重度饮酒已证明是食管鳞癌重要致病原因。研究显示，吸烟者食管癌的发生率增加 3~8 倍，而饮酒者增加 7~50 倍。在我国食管癌高发区，主要致癌危险因素还有亚硝胺和某些霉菌及其毒素。其他可能的病因包括：①缺乏某些微量元素及维生素；②不良饮食习惯：食物过硬、过热，进食过快；③食管癌遗传易感因素。

总之，食管癌的病因是复杂的、多方面的。有些可能是主因，有些可能是诱因，有些或许只是一些相关现象，因此有待继续深入研究。

二、病理

临床上采用美国癌症联合会（AJCC）和国际抗癌联盟（UICC）食管分段标准（第8版），以原发肿瘤中心所在部位进行判定：①颈段：自食管入口（环状软骨水平）至胸骨切迹，距门齿约 20 cm。②胸段：从胸骨切迹至食管裂孔上缘，长度约 25 cm，又被分为上、中、下三段。胸上段从胸骨切迹至奇静脉弓下缘，距门齿约 25 cm；胸中段从奇静脉弓下缘至下肺静脉下缘，距门齿约 30 cm；胸下段从下肺静脉下缘至食管裂孔上缘，距门齿约 40 cm。③腹段：为食管裂孔上缘至胃食管交界处，距门齿约 42 cm。

胸中段食管癌较多见，下段次之，上段较少。高发区（例如中国）以鳞癌为主，占80%以上，非高发区（美国和欧洲）的腺癌已超过鳞癌，占70%以上。胃食管交界部癌可向上延伸累及食管下段，肿瘤中心距离胃食管交界≤2 cm 则按食管癌进行分期，如距离胃食管交界>2 cm 则按胃癌进行分期。

早期病变多限于黏膜（原位癌），表现为黏膜充血、糜烂、斑块或乳头状，少见肿块。至中、晚期癌肿长大，逐渐累及食管全周，肿块突入腔内，还可穿透食管壁全层，侵入纵隔和心包。

按病理形态，临床上食管癌可分为四型：①髓质型：管壁明显增厚并向腔内外扩展，使癌瘤的上下端边缘呈坡状隆起。多数累及食管周径的全部或绝大部分。切面呈灰白色均匀致密的实体肿块。②蕈伞型：瘤体呈卵圆形扁平肿块状，向腔内呈蘑菇样突起。隆起的边缘与其周围的黏膜境界清楚，瘤体表面多有浅表溃疡，其底部凹凸不平。③溃疡型：瘤体的黏膜面呈深陷而边缘清楚的溃疡。溃疡的大小和外形不一，深入肌层，阻塞程度较轻。④缩窄型：瘤体形成明显的环行狭窄，累及食管全部周径，较早出现阻塞症状。

扩散及转移：癌肿最先向黏膜下层扩散，继而向上、下及全层浸润，很易穿透疏松的外膜侵入邻近器官。癌转移主要经淋巴途径：首先进入黏膜下淋巴管，通过肌层到达与肿瘤部位相应的区域淋巴结。颈段癌可转移至喉后、颈深和锁骨上淋巴结；胸段癌转移至食管旁淋巴结后，可向上转移至胸顶纵隔淋巴结，向下累及贲门周围的膈下及胃周淋巴结，或沿着气管、支气管至气管分叉及肺门。血行转移发生较晚。

三、临床表现

早期食管癌症状不明显，吞咽粗硬食物时可能偶有不适，如胸骨后烧灼样、针刺样或牵拉摩擦样疼痛。食物通过缓慢，并有停滞感或异物感。哽噎停滞感常通过吞咽水后缓解消失。症状时轻时重，进展缓慢。

中晚期食管癌的典型症状为进行性吞咽困难，即先是难咽固体食物，继而半流质食物，最后液体也不能咽下。病人逐渐消瘦、脱水、无力。持续胸痛或背痛表示癌已侵犯食管外组织。当癌肿梗阻所引起的炎症水肿暂时消退，或部分癌肿脱落后，梗阻症状可暂时减轻，常误认为病情好转。食管癌还可外侵周围器官和组织出现不同临床症状，例如侵犯喉返神经可出现声音嘶哑；压迫颈交感神经节可产生小儿颈交感神经麻痹综合征（Horner 综合征）；侵入气管、支气管，可形成食管-气管瘘，出现吞咽水或食物时剧烈呛咳，并发生呼吸系统感染。由于长期不能正常进食最终出现恶病质状态，若有肝、脑等脏器转移，可出现相应症状。

体格检查时应特别注意锁骨上有无肿大淋巴结、肝有无肿块和有无腹水、胸水等远处转移体征。

四、诊断

对可疑病例应行食管气钡双重造影。早期可见：①食管黏膜皱襞紊乱、粗糙或有中断现象；②小的充盈缺损；③局限性管壁僵硬，蠕动中断；④小龛影。中、晚期有明显的不规则狭窄和充盈缺损，管壁僵硬。有时狭窄上方食管有不同程度的扩张。

纤维胃镜检查可见食管腔内肿物，多呈菜花样改变，病变活检可以确诊。对于食管黏膜浅表性病变可行碘染色检查法鉴别良恶性病变，即将碘溶液喷布于食管黏膜上。正常食管鳞状上皮因含糖原，与碘反应呈棕黑色，而肿瘤组织因癌细胞内的糖原消耗殆尽，故仍呈碘本身的黄色。

采用食管超声内镜检查（EUS）可以通过确定食管癌的浸润深度以及有无纵隔淋巴结转移进行术前 T 分期及 N 分期。胸、腹部 CT 扫描、头颅核磁以及骨扫描可以帮助确定食管癌外侵及远处转移，多用于 N 分期和 M 分期。

五、鉴别诊断

食管癌应与食管良性肿瘤、贲门失弛缓症和食管良性狭窄相鉴别。诊断方法主要依靠食管吞钡造影、纤维胃镜检查和食管测压。

六、预防

具体措施有：①病因学预防：改变不良生活习惯；②发病学预防：积极治疗食管上皮增生、处理癌前病变，如食管炎、息肉、憩室等；③大力开展防癌宣传教育，普及抗癌知识，在高发区人群中作普查、筛检。

七、治疗

食管癌的治疗原则是多学科综合治疗，即包括手术、放射治疗和化学治疗。

（一）早期食管癌及癌前病变可以采用内镜下治疗

包括射频消融、冷冻治疗、内镜黏膜切除术（EMR）或内镜黏膜下剥离术（ESD）治疗，但应严格掌握手术适应证。

（二）手术治疗

手术治疗是可切除食管癌的首选治疗方法。术前应进行准确的 TNM 分期。手术方式是肿瘤完全性切除（切除的长度应在距癌瘤上、下缘 5~8 cm 以上）、消化道重建和胸、腹两野或颈、胸、腹三野淋巴结清扫。

手术适应证：① Ⅰ 、Ⅱ 期和部分 HI 期食管癌（$T_3N_1M_0$ 和部分 $T_4N_1M_0$）；②放疗后复发，无远处转移，一般情况能耐受手术者；③全身情况良好，有较好的心肺功能储备；④对较长的鳞癌估计切除可能性不大而病人全身情况良好者，可先采用术前放化疗，待瘤体缩小后再做手术。

手术禁忌证：①Ⅳ 期及部分 Ⅲ 期食管癌（侵及主动脉及气管的 T_4 病变）；②心肺功能差或合并其他重要器官系统严重疾病，不能耐受手术者。

食管癌切除的手术入路包括单纯左胸切口、右胸和腹部两切口、颈-胸-腹三切口、胸腹联合切口，以及不开胸经食管裂孔钝性食管拔脱术等不同术式。目前临床常用经右胸的两切口或三切口入路，因其更符合肿瘤学原则。消化道重建的部位也因为食管癌的位置而有所不同，食管下段癌的吻合口部位通常在主动脉弓上，而食管中段或上段癌则吻合口多选择颈部。消化道重建中最常用的食管替代物是胃，也可根据病人个体情况选择结肠和空肠。目前以胸（腹）腔镜为代表的微创技术广泛应用于食管癌外科。各种术式的选择取决于病人的病情和肿瘤的部位。吻合口瘘是较严重的术后并发症之一，其他并发症包括吻合口狭窄、乳糜胸、喉返神经损伤等。

对晚期食管癌无法手术者，为改善生活质量，可行姑息性减状手术，如食管腔内置管术、胃造瘘术等。

近年来，食管癌术前放化疗（新辅助放化疗）取得了较好的效果，不但提高了手术切除率，也改善了远期生存，适合于部分局部晚期食管癌。

目前食管癌的切除率为 58%~92%，手术并发症发生率为 6.3%~20.5%；切除术后 5 年和 10 年生存率分别为 8%~30%和 5.2%~24%。

（三）放射疗法

①术前放疗：可增加手术切除率，提高远期生存率。一般放疗结束 2~3 周后再做手术。②术后放疗：对术中切除不完全的残留癌组织在术后 3~6 周开始术后放疗。③根治性放疗：多用于颈段或胸上段食管癌；也可用于有手术禁忌证且病人尚可耐受放疗者。三维适形放疗是目前较先进的放疗技术。

（四）化学治疗

食管癌化疗分为姑息性化疗、新辅助化疗（术前）、辅助化疗（术后）。化学治疗必须强调治疗方案的规范化和个体化。采用化疗与手术治疗相结合或与放疗相结合的综合治疗，有时可提高疗效，或使食管癌病人症状缓解，存活期延长。但要定期检查血象，并注意药物不良反应。

（五）放化疗

联合局部晚期食管癌但无全身远处转移可以进行新辅助同步或序贯放化疗，然后重新评估疗效以决定是否外科手术治疗或继续根治性放化疗。

八、随访

食管癌的总体五年生存率约 20%。对于新发食管癌病人应建立完整病案和相关资料档案，治疗后定期随访。

第二节　食管良性肿瘤

食管良性肿瘤少见，按其组织发生来源可分为腔内型（息肉及乳头状瘤）、黏膜下型（血管瘤及颗粒细胞成肌细胞瘤）及壁间型（食管平滑肌瘤或食管间质瘤）。后者约占食管良性肿瘤的3/4。

食管良性肿瘤病人的症状和体征主要取决于肿瘤的部位和大小。较大的肿瘤可以不同程度地堵塞食管腔，出现吞咽困难、呕吐和消瘦等症状。很多病人伴有吸入性肺炎、胸骨后压迫感或疼痛感。血管瘤病人可发生出血。

食管良性肿瘤病人，不论有无症状，通过影像学检查（钡餐造影和胸部CT扫描）和内镜检查可以作出诊断。发病最多的有食管平滑肌瘤和食管间质瘤，因发生于肌层，故黏膜完整，肿瘤大小不一，呈椭圆形、生姜形或螺旋形。食管钡餐检查可出现"半月状"压迹。食管镜检查可见肿瘤表面黏膜光滑、正常。这时，切勿进行食管黏膜活检致黏膜破损。

一般而言，食管良性肿瘤均可通过外科手术治疗，对腔内型小而长蒂的肿瘤可经内镜摘除，对壁内型和黏膜下型肿瘤，一般可行胸腔镜或开胸手术切除，术中小心保护食管黏膜防止破损。

食管良性肿瘤的手术效果满意，预后良好，恶变者罕见。

第三节　食管运动功能障碍

一、贲门失弛缓症

贲门失弛缓症是指吞咽时食管体部无蠕动，食管下括约肌松弛不良，临床表现为间断性吞咽困难。多见于20~50岁，女性稍多。

（一）病因和病理

病因至今未明。一般认为本病系食管肌层内神经节的变性、减少或缺如，食管失去正常的推动力。食管下括约肌不能松弛，致食物滞留于食管内。久之食管扩张、肥厚、伸长、屈曲、失去肌张力。食物淤滞，慢性刺激食管黏膜，致充血、发炎甚至发生溃疡。时间久后，极少数病人可发生癌变。

（二）临床表现

主要症状为间断性咽下困难、胸骨后沉重感或阻塞感。多数病程较长，症状时轻时重，发作常与精神因素有关。热食较冷食易于通过，有时咽固体食物因可形成一定压力，反而可以通过。食管扩大明显时，可容纳大量液体及食物。在夜间可发生气管误吸，并发肺炎。

（三）诊断

食管吞钡造影特征为食管体部蠕动消失，食管下端及贲门部呈鸟嘴状，边缘整齐光滑，上端食管明显扩张，可有液面。钡剂不能通过贲门。食管腔内压力测定可以确诊。食管纤维镜检查可帮助排除癌肿。

（四）治疗

1. 非手术疗法

改变饮食习惯，如少吃多餐，细嚼慢咽，避免吃过热或过冷食物。部分轻症早期病人可先试行食管扩张术。

2. 手术疗法

食管下段贲门肌层切开术（Heller手术）方法简单，是治疗贲门失弛症的有效方法，效果良好。肌层切开应彻底，直至黏膜膨出，肌层剥离范围约至食管周径的一半，但需注意防止切破黏膜或损伤迷走神经。也有在此手术基础上加做抗反流手术，如胃底固定术、幽门成形术等。传统开放手术通常采用经腹或经左胸入路，目前多采用经腹腔镜或胸腔镜微创方法，创伤小、恢复快。近年来，随着内镜技术的进步，部分贲门失弛症也可以通过内镜治疗。

二、胃食管反流病

胃食管反流病是胃内容物反流至食管、口腔、咽喉、气管和（或）肺导致的一系列症状，又称胃食器气道反流综合征。我国胃食管反流病发病率在 10% 以上，在欧美可达 20% 以上，多见于中老年人群。

（一）症状表现

胃食管反流病的临床表观非常多样。消化系统症状较典型，包括反酸、反食、胃灼热、嗳气、胸痛和吞咽困难等；但食管外症状易被误诊为呼吸或耳鼻喉等疾病，包括咽炎、鼻炎、中耳炎、声音嘶哑、鼾症、牙腐蚀、口腔异味，尤其是咳嗽、哮喘、胸闷气短、憋气、喉痉挛以至窒息等。并发症包括食管炎、食管狭窄、出血、Barrett 食管、食管腺癌以及某些气道炎性病变和肿瘤。

该综合征可分为 4 期：胃食管期（A 期）、咽喉期（B 期）、口鼻腔期（C 期）和喉气管期（D 期）。

（二）诊断

较轻症状每周出现 2 天或以上，中、重度症状每周出现 1 天以上。胃镜显示贲门松弛、食管裂孔疝（上消化道造影或 CT）或有明确的胃食管反流病并发症（反流性食管炎、消化性狭窄、Barrett 食管等），和（或）反流监测阳性，和（或）质子泵抑制剂诊断性治疗有效，则可诊断胃食管反流病。

（三）治疗

约 50% 的胃食管反流病应考虑以慢性病管理，70% 以上的病人抑酸等内科治疗可取得满意的疗效，约 30%～35% 的胃食管反流病可视为外科疾病。

手术适应证：①内科治疗失败：症状控制不理想、抑酸药不能控制的严重症状或存在药物副作用；②药物治疗有效但需要长期维持治疗：包括要求改善生活质量、不愿长期服药或认为药物治疗代价较大的；③有胃食管反流病并发症（如Barrett 食管、LA-B 以上食管炎、消化性狭窄等）；④存在明显反流相关症状和疝相关症状的食管裂孔疝；⑤有慢性或复发性食管外症状和并发症：包括反流性哮喘、咳嗽、耳鼻咽喉症状、喉痉挛和误吸等。

第四节 食管憩室

食管壁的一层或全层局限性膨出，形成与食管腔相通的囊袋，称为食管憩室。按其发病机制，可分为牵引型和膨出型两种。牵引型因系食管全层向外牵拉，也称真性憩室；膨出型因只有黏膜膨出，也称假性憩室。还可按憩室发生部位分为咽食管憩室、食管中段憩室和膈上憩室。

一、咽食管憩室

（一）病因和病理

因咽下缩肌与环咽肌之间有一薄弱的三角区，加上肌活动的不协调，即在咽下缩肌收缩将食物下推时，环咽肌不松弛或过早收缩，致食管黏膜自薄弱区膨出，属膨出型假性憩室。

（二）临床表现和诊断

早期无症状。当憩室增大，可在吞咽时有咕噜声。若憩室内有食物潴留，可引起颈部压迫感。淤积的食物分解腐败后可发生恶臭味，并致黏膜炎症水肿，引起咽下困难。体检有时颈部可扪到质软肿块，压迫时有咕噜声。巨大憩室可压迫喉返神经而出现声音嘶哑。如反流食物吸入肺内，可并发肺部感染。

（三）诊断

食管钡餐造影或胸部 CT 扫描可以确诊。可显示憩室的部位、大小、连接部等。

（四）治疗

有症状的病人可行手术切除憩室，分层缝合食管壁切口或采用器械闭合切口。若一般情况不宜手术者，可每次进食时推压憩室，减少食物淤积，并于进食后喝温开水冲净憩室内食物残渣。

二、食管中段憩室

（一）病因和病理

气管分叉或肺门附近淋巴结炎症，形成瘢痕，牵拉食管全层。大小一般 1~2 cm，可单发，也可多发。憩室颈口多较大，不易淤积食物。

（二）临床表现和诊断

常无症状。若发生炎症水肿时，可有咽下哽噎感或胸骨后、背部疼痛感。长期感染可导致食管憩室与肺相通，形成憩室-支气管瘘，病人可以出现肺部同一部位反复感染，还可以出现呛咳等相应症状。

（三）诊断

主要依靠食管钡餐造影确诊。有时作胃镜检查排除癌变。

（四）治疗

临床上无症状者无须手术。如果并发出血、穿孔或有明显症状者，可考虑手术治疗。游离被外牵的食管壁，予以复位或切除憩室。

三、膈上憩室

（一）病因和病理

食管下段近膈上处，从平滑肌层的某一薄弱处，因某种原因像贲门失弛症、食管裂孔疝等，引起食管内压力增高，致黏膜膨出。好发于食管下段后右方。少数为食管全层膨出形成真性憩室。

（二）临床表现和诊断

主要症状为胸骨后或上腹部疼痛。有时出现咽下困难或食物反流。诊断主要依靠食管吞钡 X 线检查，可显示憩室囊、憩室颈及其位置方向。

（三）治疗

有明显症状或食物淤积者，可考虑切除憩室，同时处理食管、膈肌的其他疾病。

第三章 腹外疝

第一节 概 论

体内脏器或组织离开其正常解剖部位，通过先天或后天形成的薄弱点、缺损或孔隙进入另一部位，称为疝。疝多发生于腹部，以腹外疝为多见。腹外是由腹腔内的脏器或组织连同腹膜壁层，经腹壁薄弱点或孔隙，向体表突出而致。腹内疝是由脏器或组织进入腹腔内的间隙囊内而形成，如网膜孔疝。

一、病因

腹壁强度降低和腹内压力增高是腹外疝发生的两个主要原因。

（一）腹壁强度降低

引起腹壁强度降低的潜在因素很多，最常见的因素有：①某些组织穿过腹壁的部位，如精索或子宫圆韧带穿过腹股沟管、股动静脉穿过股管、脐血管穿过脐环等处；②腹白线因发育不全也可成为腹壁的薄弱点；③手术切口愈合不良、腹壁外伤及感染，腹壁神经损伤、老年、久病、肥胖所致肌萎缩等也常是腹壁强度降低的原因。生物学研究发现，腹股沟疝病人体内腱膜中胶原代谢紊乱，其主要氨基酸成分之一的羟脯氨酸含量减少，腹直肌前鞘中的成纤维细胞增生异常，超微结构中含有不规则的微纤维，因而影响腹壁的强度。另外，遗传因素、长期吸烟等可能与腹外疝的发生有关。

（二）腹内压力增高

慢性咳嗽、慢性便秘、排尿困难（如包茎、良性前列腺增生、膀胱结石）、搬运重物、举重、腹水、妊娠、婴儿经常啼哭等是引起腹内压力增高的常见原因。腹内压持续或瞬时的增高是产生腹外疝的诱因。正常人虽时有腹内压增高情况，但如腹壁强度正常，则不致发生疝。

二、病理解剖

典型的腹外疝由疝环、疝囊、疝内容物和疝外被盖等组成。疝囊是壁腹膜的憩室样突出部，由疝囊颈和疝囊体组成。疝囊颈是疝囊比较狭窄的部分，是疝环所在的部位，也是疝突向体表的门户，又称疝门，亦即腹壁薄弱区或缺损所在。各种疝通常以疝门部位作为命名依据，例如腹股沟疝、股疝、脐疝、切口疝等。疝内容物是进入疝囊的腹内脏器或组织，以小肠为最多见，大网膜次之。此外如盲肠、阑尾、乙状结肠、横结肠、膀胱等均可作为疝内容物进入疝囊，但较少见。疝外被盖是指疝囊以外的各层组织。

三、临床类型

腹外疝有易复性、难复性、嵌顿性、绞窄性等类型。

（一）易复性疝

疝内容物很容易回纳入腹腔的疝，称易复性疝。

（二）难复性疝

疝内容物不能回纳或不能完全回纳入腹腔内，但并不引起严重症状者，称难复性疝。疝内容物反复突出，致疝囊颈受摩擦而损伤，并产生粘连是导致疝内容物不能回纳的常见原因。这种疝的内容物多数是大网膜。此外，有些病程长、腹壁缺损大的巨大疝，因内容物较多，腹壁已完全丧失抵挡内容物突出的作用，也常难以回纳。另有少数病程较长的疝，因内容物不断进入疝囊时产生的下坠力量将囊颈上方的腹膜逐渐推向疝囊，尤其是髂窝区后腹膜与后腹壁结合得极为松弛，更易被推移，以至盲肠（包括阑尾）、乙状结肠或膀胱随之下移而成为疝囊壁的一部分。这种疝称为滑动疝，也属难复性疝。与易复性疝一样，难复性疝的内容物并无血运障碍，也无严重的临床症状。

（三）嵌顿性疝

疝囊颈较小而腹内压突然增高时，疝内容物可强行扩张囊颈而进入疝囊，随后因囊颈的弹性收缩，又将内容物卡住，使其不能回纳，这种情况称为嵌顿性疝。疝发生嵌顿后，如其内容物为肠管，肠壁及其系膜可在疝囊颈处受压，先使静脉回流受阻，导致肠壁淤血和水肿，疝囊内肠壁及其系膜渐增厚，颜色由正常的淡红逐渐转为深红，囊内可有淡黄色渗液积聚。于是肠管受压情况加重而更难回纳。肠管嵌顿时肠系膜内动脉的搏动可扪及，嵌顿如能及时解除，病变肠管可恢复正常。

（四）绞窄性痛

肠管嵌顿如不及时解除，肠壁及其系膜受压情况不断加重可使动脉血流减少，最后导致完全阻断，即为绞窄性疝。此时肠系膜动脉搏动消失，肠壁逐渐失去其光泽、弹性和蠕动能力，最终变黑坏死。疝囊内渗液变为淡红色或暗红色。如继发感染，疝囊内的渗液则为脓性。感染严重时，可引起疝外被盖组织的蜂窝织炎。积脓的疝囊可自行穿破或误被切开引流而发生粪瘘（肠瘘）。

嵌顿性疝和绞窄性疝实际上是一个病理过程的两个阶段，临床上很难截然区分。肠管嵌顿或绞窄时，可导致急性机械性肠梗阻。但有时嵌顿的内容物仅为部分肠壁，系膜侧肠壁及其系膜并未进入疝囊，肠腔并未完全梗阻，这种疝称为肠管壁疝。

第二节　腹股沟疝

腹股沟区是前外下腹壁一个三角形区域，其下界为腹股沟韧带，内界为腹直肌外侧缘，上界为髂前上棘至腹直肌外侧缘的一条水平线。腹股沟疝是指发生在这个区域的腹外疝。

腹股沟疝分为斜疝和直疝两种。疝囊经过腹壁下动脉外侧的腹股沟管深环（内环）突出，向内、向下、向前斜行经过腹股沟管，再穿出腹股沟管浅环（皮下环），并可进入阴囊，称为腹股沟斜疝。疝囊经腹壁下动脉内侧的直疝三角区直接由后向前突出，不经过内环，也不进入阴囊，称为腹股沟直疝。

斜疝是最多见的腹外疝，发病率约占全部腹外疝的 75%～90%；或占腹股沟疝的 85%～95%。腹股沟疝发生于男性者占大多数，男女发病率之比约为 15：1；右侧比左侧多见。

一、腹股沟区解剖概要

（一）腹股沟区的解剖层次

由浅而深，有以下各层：

1. 皮肤和皮下组织

皮肤、皮下组织和浅筋膜。

2. 腹外斜肌

其在髂前上棘与脐之间连线以下移行为腱膜，即腹外斜肌腱膜。

前上棘至耻骨结节之间向后、向上反折并增厚形成腹股沟韧带。韧带内侧端一小部分纤维又向后、向下转折而形成腔隙韧带，又称陷窝韧带，它填充着腹股沟韧带和耻骨梳之间的交角，其边缘呈弧形，为股环的内侧缘。腔隙韧带向外侧延续的部分附着于耻骨梳，为耻骨梳韧带。这些韧带在腹股沟疝传统的修补手术中极为重要。腹外斜肌腱膜纤维在耻骨结节上外方形成一三角形的裂隙，即腹股沟管浅环（外环或皮下环）。腱膜深面与腹内斜肌之间有髂腹下神经及髂腹股沟神经通过，在施行疝手术时应避免其损伤。

3. 腹内斜肌和腹横肌

腹内斜肌在此区起自腹股沟韧带的外侧 1/2。肌纤维向内下走行，其下缘呈弓状越过精索前方、上方，在精索内后侧止于耻骨结节。腹横肌在此区起自腹股沟韧带外侧 1/3，其下缘也呈弓状越过精索上方，在精索内后侧与腹内斜肌融合而形成腹股沟镰（或称联合腱），也止于耻骨结节。

4. 腹横筋膜

位于腹横肌深面。其下面部分的外侧 1/2 附着于腹股沟韧带，内侧 1/2 附着于耻骨梳韧带。腹横筋膜与包裹腹横肌和腹内斜肌的筋膜在弓状下缘融合，形成弓状腱膜结构，称为腹横肌腱膜弓；腹横筋膜至腹股沟韧带向后的游离缘处加厚形成髂耻束，在腹腔镜疝修补术中特别重视腹横肌腱膜弓和髂耻束。在腹股沟中点上方 2 cm、腹壁下动脉外侧处，男性精索和女性子宫圆韧带穿过腹横筋膜而造成一个卵圆形裂隙，即为腹股沟管深环（内环或腹环）。腹横筋膜由此向下包绕精索，成为精索内筋膜。深环内侧的腹横筋膜组织增厚，称凹间韧带。在腹股沟韧带内侧 1/2，腹横筋膜还覆盖着股动、静脉，并在腹股沟韧带后方伴随这些血管下行至股部。

5. 腹膜外脂肪和腹膜壁层

在腹横筋膜深层有疏松结缔组织及脂肪与腹膜壁层相隔，称腹膜外脂肪层，它与腹膜后间隙的疏松结缔组织相连续。由于这一层的存在，使腹膜极易与腹横筋膜分离，腹膜壁层为腹壁的最内层，分别与膈下腹膜与盆腹膜相延续。

从上述解剖层次可见，在腹股沟内侧 1/2 部分，腹壁强度较为薄弱，因为该部位在腹内斜肌和腹横肌的弓状下缘与腹股沟韧带之间有一空隙，这就是腹外疝好发于腹股沟区的重要原因。

（二）腹股沟管解剖

腹股沟管位于腹前壁、腹股沟韧带内上方，大体相当于腹内斜肌、腹横肌弓状下缘与腹股沟韧带之间的空隙。成年人腹股沟管的长度为 4~5 cm。腹股沟管的内口即深环，外口即浅环。它们的大小一般可容纳一指尖。以内环为起点，腹股沟管的走向由外向内、由上向下、由深向浅斜行。腹股沟管的前壁有皮肤、皮下组织和腹外斜肌腱膜，但外侧 1/3 部分尚有腹内斜肌覆盖；后壁为腹横筋膜和腹膜，其内侧 1/3 尚有腹股沟镰；上壁为腹内斜肌、腹横肌的弓状下缘；下壁为腹股沟韧带和腔隙韧带。女性腹股沟管内有子宫圆韧带通过，男性则有精索通过。

（三）直疝三角（海氏三角）

直疝三角的外侧边是腹壁下动脉，内侧边为腹直肌外侧缘，底边为腹股沟韧带。此处腹壁缺乏完整的腹肌覆盖，且腹横筋膜又比周围部分薄，故易发生疝。腹股沟直疝即在此由后向前突出，故称直疝三角。直疝三角与腹股沟深环之间有腹壁下动脉和凹间韧带相隔。

二、发病机制

腹股沟斜疝有先天性和后天性之分。

先天性解剖异常：胚胎早期，睾丸位于腹膜后第 2~3 腰椎旁，以后逐渐下降，同时在未来的腹股沟管深环处带动腹膜、腹横筋膜以及各肌经腹股沟管逐渐下移，并推动皮肤而形成阴囊。随之下移的腹膜形成一鞘突，睾丸则紧贴在其后壁。鞘突下段在婴儿出生后不久成为睾丸固有鞘膜，其余部分即自行萎缩闭锁而遗留一纤维索带。如鞘突不闭锁或闭锁不完全，就成为先天性斜疝的疝囊。右侧睾丸下降比左侧略晚，鞘突闭锁也较迟，故右侧腹股沟疝较多。

后天性腹壁薄弱或缺损：任何腹外疝，都存在腹横筋膜不同程度的薄弱或缺损。此外，腹横肌和腹内斜肌发育不全对发病也起着重要作用。腹横筋膜和腹横肌的收缩可把凹间韧带牵向上外方，而在腹内斜肌深面关闭了腹股沟深环。如腹横筋膜或腹横肌发育不全，这一保护作用就不能发挥而容易发生疝。已知腹肌松弛时弓状下缘与腹股沟韧带是分离的。但在腹内斜肌收缩时，弓状下缘即被拉直而向腹股沟韧带靠拢，有利于覆盖精索并加强腹股沟管前壁。因此，腹内斜肌弓状下缘发育不全或位置偏高者，易发生腹股沟疝（特别是直疝）。

三、临床表现和诊断

腹股沟斜疝的基本临床表现是腹股沟区有一突出的肿块。有的病人开始时肿块较小，仅仅通过深环刚进入腹股沟管，疝环处仅有轻度坠胀感，此时诊断较为困难；一旦肿块明显，并穿过浅环甚或进入阴囊，诊断就较容易。典型的腹股沟疝可依据病史、症状和体格检查明确诊断。诊断不明确或有困难时可辅以超声、MRI、CT 等影像学检查，协助诊断。影像学中的疝囊重建技术常可使腹股沟疝获得更明确的诊断。

易复性斜疝除腹股沟区有肿块和偶有胀痛外，并无其他症状。肿块常在站立、行走、咳嗽或劳动时出现，多呈带蒂柄的梨形，并可降至阴囊或大阴唇。用手按肿块并嘱病人咳嗽，可有膨胀性冲击感。如病人平卧休息或用手将肿块向腹腔推送，肿块可向腹腔回纳而消失。回纳后，以手指通过阴囊皮肤伸入浅环，可感浅环扩大、腹壁软弱；此时如嘱病人咳嗽，指尖有冲击感。用手指紧压腹股沟管深环，让病人起立并咳嗽，斜疝疝块并不出现；但一旦移去手指，则可见疝块由外上向内下鼓出。疝内容物如为肠襻，则肿块柔软、光滑，叩之呈鼓音。回纳时常先有阻力；一旦回纳，肿块即较快消失，并常在肠襻进入腹腔时发出咕噜声。若疝内容物为大网膜，则肿块坚韧，叩之呈浊音，回纳缓慢。

难复性斜疝在临床表现方面除胀痛稍重外，其主要特点是疝块不能完全回纳，但疝内容物未发生器质性病理改变。滑动性斜疝除了疝块不能完全回纳外，尚有消化不良和便秘等症状。滑动性疝多见于右侧，左右发病率之比约为 1：6。滑动疝虽不多见，但滑入疝囊的盲肠或乙状结肠可能在疝修补手术时被误认为疝囊的一部分而被切开，应特别注意。

嵌顿性疝通常发生在斜疝，强力劳动或排便等腹内压骤增是其主要原因。临床上表现为疝块突然增大，并伴有明显疼痛。平卧或用手推送不能使疝块回纳。肿块紧张发硬，且有明显触痛。嵌顿内容物如为大网膜，局部疼痛常较轻微；如为肠襻，不但局部疼痛明显，还可伴有腹部绞痛、恶心、呕吐、停止排便排气、腹胀等机械性肠梗阻的临床表现。疝一旦嵌顿，自行回纳的机会较少；多数病人的症状逐步加重。如不及时处理，将会发展成为绞窄性疝，可因肠穿孔、腹膜炎等严重并发症而危及生命。肠管壁疝嵌顿时，由于局部肿块不明显，又不一定有肠梗阻表现，容易被忽略。

绞窄性疝的临床症状多较严重。但在肠襻坏死穿孔时，疼痛可因疝块压力骤降而暂时有所缓解。因此，疼痛减轻而肿块仍存在者，不可认为是病情好转。绞窄时间较长者，由于疝内容物发生感染，侵及周围组织，引起疝外被盖组织的急性炎症。严重者可发生脓毒症。

腹股沟直疝常见于年老体弱者，其主要临床表现是当病人直立时，在腹股沟内侧端、耻骨结节上外方出现一半球形肿块，并不伴有疼痛或其他症状。直疝囊颈宽大，疝内容物又直接从后向前突出，故平卧后疝块多能自行消失，不需用手推送复位。直疝很少进入阴囊，极少发生嵌顿。疝内容物常为小肠或大网膜。膀胱有时可进入疝囊，成为滑动性直疝，此时膀胱即成为疝囊的一部分，手术时应予以注意。

四、鉴别诊断

腹股沟疝的诊断虽较容易，但需与如下常见疾病相鉴别。

（一）睾丸鞘膜积液

鞘膜积液所呈现的肿块完全局限在阴囊内，可清楚扪及上界；用透光试验检查肿块，鞘膜积液多为透光（阳性），而疝块则不能透光。应该注意的是，幼儿的疝块，因组织菲薄，常能透光，勿与鞘膜积液混淆。腹股沟斜疝时，可在肿块后方扪及实质感的睾丸；鞘膜积液时，睾丸在积液中间，故肿块各方均呈囊性而不能扪及实质感的睾丸。

（二）交通性鞘膜积液

肿块的外形与睾丸鞘膜积液相似。于每日起床后或站立活动时肿块缓慢地出现并增大。平卧或睡觉后肿块逐渐缩小，挤压肿块，其体积也可逐渐缩小。透光试验为阳性。

（三）精索鞘膜积液

肿块较小，在腹股沟管内，牵拉同侧睾丸可见肿块移动。

（四）隐睾

腹股沟管内下降不全的睾丸可被误诊为斜疝或精索鞘膜积液。隐睾肿块较小，挤压时可出现特有的胀痛感觉。如病侧阴囊内睾丸缺如，则诊断更为明确。

（五）急性肠梗阻

肠管被嵌顿的疝可伴发急性肠梗阻，但不应仅满足于肠梗阻的诊断而忽略疝的存在；尤其是病人比较肥胖或疝块较小时，更易发生这类问题而导致治疗上的错误。

（六）其他疾病鉴别

肿大的淋巴结、动（静）脉瘤、软组织肿瘤、脓肿、圆韧带囊肿、子宫内膜异位症等。

五、治疗

腹股沟疝如不及时处理，疝块可逐渐增大，终将加重腹壁的损伤而影响日常生活和工作；斜疝又常可发生嵌顿或绞窄而威胁病人的生命。因此，除少数特殊情况外，腹股沟疝一般均应尽早施行手术治疗。

（一）非手术治疗

一岁以下婴幼儿可暂不手术。因为婴幼儿腹肌可随躯体生长逐渐强壮，疝有自行消失的可能。可采用棉线束带或绷带压住腹股沟管深环，防止疝块突出并给发育中的腹肌以加强腹壁的机会。

年老体弱或伴有其他严重疾病而禁忌手术者，白天可在回纳疝内容物后，将医用疝带一端的软压垫对着疝环顶住，阻止疝块突出。长期使用疝带可使疝囊颈经常受到摩擦变得肥厚坚韧而增加疝嵌顿的发病率，并有促使疝囊与疝内容物发生粘连的可能。

（二）手术治疗

腹股沟疝最有效的治疗方法是手术修补。如有慢性咳嗽、排尿困难、严重便秘、腹水等腹内压力增高情况，或合并糖尿病，手术前应先予处理，以避免和减少术后复发。手术方法可归纳为下述 3 种。

1. 传统的疝修补术

手术的基本原则是疝囊高位结扎、加强或修补腹股沟管管壁。

（1）疝囊高位结扎术：显露疝囊颈，予以高位结扎、贯穿缝扎或荷包缝合然后切去疝囊。所谓高位，解剖上应达内环口，术中以腹膜外脂肪为标志。结扎偏低只是把一个较大的疝囊转化为一个较小的疝囊，达不到治疗目的。婴幼儿的腹肌在发育中可逐渐强壮而使腹壁加强，单纯疝囊高位结扎常能获得满意的疗效，不需施行修补术。绞窄性斜疝因肠坏死而局部有严重感染，通常也采取单纯疝囊高位结扎、避免施行修补术，因感染常使修补失败；腹壁的缺损应在以后另做择期手术加强之。

（2）加强或修补腹股沟管管壁：成年腹股沟疝病人都存在不同程度的腹股沟管前壁或后壁薄弱或缺损，单纯疝囊高位结扎不足以预防腹股沟疝的复发，只有在疝囊高位结扎后，加强或修补薄弱的腹股沟管前壁或后壁，才有可能得到彻底的治疗。

2. 无张力疝修补术

传统的疝修补术存在缝合张力大、术后手术部位有牵扯感、疼痛等缺点。无张力疝修补术是在无张力情况下，利用人工高分子材料网片进行修补，具有术后疼痛轻、恢复快、复发率低等优点。使用修补材料进行无张力疝修补是目前外科治疗的主要方法。疝修补材料分为可吸收材料、部分可吸收材料和不吸收材料等多种。修补材料的植入需严格执行无菌原则。对嵌顿疝行急诊手术不推荐使用材料，对有污染可能的手术，不推荐使用不吸收材料进行修补。

常用的无张力疝修补术有3种：①平片无张力疝修补术，使用一适当大小的补片材料置于腹股沟管后壁。②疝环充填式无张力疝修补术，使用一个锥形网塞入已还纳疝囊的疝环中并加以固定，再用一成型补片置于精索后以加强腹股沟管后壁。③巨大补片加强内脏囊手术，是在腹股沟处置入一块较大的补片以加强腹横筋膜，通过巨大补片挡住内脏囊，后经结缔组织长入，补片与腹膜发生粘连实现修补目的，多用于复杂疝和复发疝。人工高分子修补材料毕竟属异物，有潜在的排异和感染的危险，故临床上应选择适应证应用。

3. 经腹腔镜疝修补术

方法有 4 种。①经腹腔的腹膜前修补：因进入腹腔，更易发现双侧疝、复合疝和隐匿疝。对于嵌顿疝及疝内容物不易还纳的病例，也便于观察与处理。②完全经腹膜外路径的修补：因不进入腹膜腔，对腹腔内器官干扰较轻是其优点。③腹腔内的补片修补：在以上两种方法实施有困难时使用，暂不推荐作为腹腔镜手术的首选方法。行该方法修补时，修补材料须用具有防粘连作用的材料。④单纯疝环缝合法。前 3 种方法的基本原理是从后方用网片加强腹壁的缺损；最后 1 种方法是用钉或缝线使内环缩小，只用于较小儿童斜疝。经腹腔镜疝修补术具有创伤小、术后疼痛轻、恢复快、复发率低、无局部牵扯感等优点，目前临床应用越来越多。对于双侧腹股沟疝的修补，尤其是多次复发或隐匿性疝，经腹腔镜疝修补更具优势。

（三）嵌顿性和绞窄性疝的处理原则

嵌顿性疝具备下列情况者可先试行手法复位。①嵌顿时间在 3~4 小时以内，局部压痛不明显，也无腹部压痛或腹肌紧张等腹膜刺激征者；②年老体弱或伴有其他较严重疾病而估计肠襻尚未绞窄坏死者。复位方法是让病人取头低足高卧位，注射吗啡或哌替啶，以止痛和镇静，并松弛腹肌。然后托起阴囊，持续缓慢地将疝块推向腹腔，同时用左手轻轻按摩浅环和深环以协助疝内容物回纳。此法虽有可能使早期嵌顿性斜疝复位，暂时避免了手术，但有挤破肠管、把已坏死的肠管送回腹腔、或疝块虽消失而实际仍有一部分肠管未回纳等可能。因此，手法必须轻柔，切忌粗暴；复位后还需严密观察腹部情况，注意有无腹膜炎或肠梗阻的表现，如有这些表现，应尽早手术探查。由于嵌顿性疝复位后，疝并未得到根治，大部分病人迟早仍需手术修补，而手法复位本身又带有一定危险性，所以要严格掌握手法复位的指征。

除上述情况外，嵌顿性疝原则上需要紧急手术治疗，以防止疝内容物坏死并解除伴发的肠梗阻。绞窄性疝原则上应立即手术治疗。术前应做好必要的准备，如有脱水和电解质紊乱，应迅速补液加以纠正。这些准备工作极为重要，可直接影响手术效果。手术的关键在于正确判断疝内容物的活力，然后根据病情确定处理方法。在扩张或切开疝环、解除疝环压迫的前提下，凡肠管呈紫黑色，失去光泽和弹性，刺激后无蠕动和相应肠系膜内无动脉搏动者，即可判定为肠坏死。如肠管尚未坏死，则可将其送回腹腔，按一般易复性疝处理。不能肯定是否坏死时，可在其系膜根部注射 0.25%~0.5% 普鲁卡因 60~80 mL，再用温热等渗盐水纱布覆盖该段肠管或将其暂时送回腹腔，10~20 分钟后再行观察。如果肠壁转为红色，肠蠕动和肠系膜内动脉搏动恢复，则证明肠管尚具有活力，可回纳腹腔。如肠管确已坏死，或经上述处理后病理改变未见好转，或一时不能肯定肠管是否已失去活力时，则应在病人全身情况允许的前提下，切除该段肠管并进行一期吻合。病人情况不允许肠切除吻合时，可将坏死或活力可疑的肠管外置于腹外，并在其近侧段切一小口，插入一肛管，以期解除梗阻；7~14 日后，全身情况好转，再施行肠切除吻合术。绞窄的内容物如系大网膜，可予切除。

手术处理中应注意：①如嵌顿的肠襻较多，应特别警惕逆行性嵌顿的可能。不仅要检查疝囊内肠襻的活力，还应检查位于腹腔内的中间肠襻是否坏死。②切勿把活力可疑的肠管送回腹腔，以图侥幸。③少数嵌顿性或绞窄性疝，临手术时因麻醉的作用疝内容物自行回纳腹内，以致在术中切开疝囊时无肠襻可见。遇此情况，必须仔细探查肠管，以免遗漏坏死肠襻于腹腔内。必要时另作腹部切口探查之。④凡施行肠切除吻合术的病人，因手术区污染，在高位结扎疝囊后，一般不宜作疝修补术，以免因感染而致修补失败。

（四）复发性腹股沟疝的处理原则

腹股沟疝修补术后发生的疝称复发性腹股沟疝（简称复发疝），包括以下 3 种情况。

1. 真性复发疝

由于技术上的问题或病人本身的原因，在疝手术的部位再次发生疝。再发生的疝在解剖部位及疝类型上，与初次手术的疝相同。

2. 遗留疝

初次疝手术时，除了手术处理的疝外，还有另外的疝，也称伴发疝，如右侧腹股沟斜疝伴发右侧腹股沟直疝等。由于伴发疝较小，临床上未发现，术中又未进行彻底的探查，成为遗留的疝。

3. 新发疝

初次疝手术时，经彻底探查并排除了伴发疝，疝修补手术也是成功的。手术若干时间后再发生疝，疝的类型与初次手术的疝相同或不相同，但解剖部位不同，为新发疝。

后两种情况，又称假性复发疝。从解剖学、病因及发病时间等方面来看，上述 3 种情况并不完全相同，分析处理也应有所区别。但在临床实际工作中，再次手术前有时很难确定复发疝的类型。再次手术中，由于前次手术的分离、瘢痕形成，局部解剖层次发生不同程度的改变，要区分复发疝的类型有时也不容易。疝再次修补手术的基本要求是：①由具有丰富经验的、能够作不同类型疝手术的医师施行；②所采用的手术步骤及修补方式只能根据每个病例术中所见来决定，而辨别其复发类型并非必要。

第三节　股　疝

疝囊通过股环、经股管向卵圆窝突出的疝，称为股疝。股疝的发病率约占腹外疝的 3%~5%，多见于 40 岁以上妇女。女性骨盆较宽大、联合肌腱和腔隙韧带较薄弱，以致股管上口宽大松弛而易发病。妊娠是腹内压增高的主要原因。

一、股管解剖概要

股管是一个狭长的漏斗形间隙，长约 1~1.5 cm，内含脂肪、疏松结缔组织和淋巴结。股管有上下两口。上口称股环，直径约 1.5 cm，有股环隔膜覆盖；其前缘为腹股沟韧带，后缘为耻骨梳韧带，内缘为腔隙韧带，外缘为股静脉。股管下口为卵圆窝。卵圆窝是股部深筋膜（阔筋膜）上的一个薄弱部分，覆有一层薄膜，称筛状板。它位于腹股沟韧带内侧端的下方，下肢大隐静脉在此处穿过筛状板进入股静脉。

二、病理解剖

在腹内压增高的情况下，对着股管上口的腹膜，被下坠的腹内脏器推向下方，经股环向股管突出而形成股疝。疝块进一步发展，即由股管下口顶出筛状板而至皮下层。疝内容物常为大网膜或小肠。由于股管几乎是垂直的，疝块在卵圆窝处向前转折时形成一锐角，且股环本身较小，周围又多坚韧的韧带，因此股疝容易嵌顿。在腹外疝中，股疝嵌顿者最多，高达 60%。股疝一旦嵌顿，可迅速发展为绞窄性疝，应特别注意。

三、临床表现

疝块往往不大，常在腹股沟韧带下方卵圆窝处表现为一半球形的突起。平卧回纳内容物后，疝块有时不能完全消失，这是因为疝囊外有很多脂肪堆积的缘故。由于疝囊颈较小，咳嗽冲击感也不明显。易复性股疝的症状较轻，常不为病人所注意，尤其在肥胖者更易疏忽。一部分病人可在久站或咳嗽时感到患处胀痛，并有可复性肿块。

股疝如发生嵌顿，除引起局部明显疼痛外，也常伴有较明显的急性机械性肠梗阻，严重者甚至可以掩盖股疝的局部症状。

四、鉴别诊断

股疝的诊断有时并不容易，特别应与下列疾病进行鉴别：

（一）腹股沟斜疝

腹股沟斜疝位于腹股沟韧带上内方，股疝则位于腹股沟韧带下外方，一般不难鉴别诊断。应注意的是，较大的股疝除疝块的一部分位于腹股沟韧带下方以外，一部分有可能在皮下伸展至腹股沟韧带上方。用手指探查腹股沟管外环（浅环）是否扩大，有助于两者的鉴别。

（二）脂肪瘤

股疝疝囊外常有一增厚的脂肪组织层，在疝内容物回纳后，局部肿块不一定完全消失。这种脂肪组织有被误诊为脂肪瘤的可能。两者的不同在于脂肪瘤基底不固定而活动度较大，股疝基底固定而不能被推动。

（三）肿大的淋巴结

嵌顿性股疝常误诊为腹股沟区淋巴结炎。

（四）大隐静脉曲张结节样膨大

卵圆窝处结节样膨大的大隐静脉在站立或咳嗽时增大，平卧时消失，可能被误诊为易复性股疝。压迫股静脉近心端可使结节样膨大增大；此外，下肢其他部分同时有静脉曲张对鉴别诊断有重要意义。

（五）髂腰部结核性脓肿

脊柱或骶髂关节结核所致寒性脓肿可沿腰大肌流至腹股沟区，并表现为一肿块。这一肿块也可有咳嗽冲击感，且平卧时也可暂时缩小，可与股疝混淆。仔细检查可见这种脓肿多位于腹股沟的外侧部、偏髂窝处，且有波动感。检查脊柱常可发现腰椎有病征。

五、治疗

股疝容易嵌顿，一旦嵌顿又可迅速发展为绞窄性疝。因此，股疝诊断确定后，应及时手术治疗。对于嵌顿性或绞窄性股疝，更应紧急手术。

最常用的手术是 McVay 修补法。此法不仅能加强腹股沟管后壁而用于修补腹股沟疝，同时还能堵住股环而用于修补股疝。另一方法是在处理疝囊后，在腹股沟韧带下方把腹股沟韧带、腔隙韧带和耻骨肌筋膜缝合在一起，借以关闭股环。也可采用无张力疝修补法或经腹腔镜疝修补术。

嵌顿性或绞窄性股疝手术时，因疝环狭小，回纳疝内容物常有一定困难。遇此情况时，可切断腹股沟韧带以扩大股环。但在疝内容物回纳后，应仔细修复被切断的韧带。

第四节　　其他腹外疝

一、切口疝

是发生于腹壁手术切口处的临床上比较常见，占腹外疝的第三位。腹部手术后切口获得一期愈合者，切口疝的发病率通常在 1% 以下；如切口发生感染，则发病率可达 10%；伤口裂开者甚至可高达 30%。

在各种常用的腹部切口中，最常发生切口疝的是经腹直肌切口；下腹部因腹直肌后鞘不完整，切口疝更多见。其次为正中切口和旁正中切口。

腹部切口疝多见于腹部纵行切口，原因是：除腹直肌外，腹壁各肌层及筋膜、鞘膜等组织的纤维大体上都是横行的，纵行切口势必切断这些纤维；在缝合这些组织时，缝线容易在纤维间滑脱；已缝合的组织又经常受到肌的横向牵引力而容易发生切口哆裂。此外，纵行切口虽不至于切断强有力的腹直肌，但因肋间神经可被切断，其强度可能因此而降低。除上述解剖因素外，手术操作不当是导致切口疝的重要原因。其中最主要的是切口感染所致腹壁组织破坏，由此引起的腹部切口疝占50%左右。其他如留置引流物过久，切口过长以至切断肋间神经过多，腹壁切口缝合不严密，手术中因麻醉效果不佳、缝合时强行拉拢创缘而致组织撕裂等情况均可导致切口疝的发生。手术后腹部明显胀气或肺部并发症导致剧烈咳嗽而致腹内压骤增，也可使切口内层哆裂而发生切口疝。此外，创口愈合不良也是一个重要因素。发生切口愈合不良的原因很多，如切口内血肿形成、肥胖、老龄、糖尿病、营养不良或某些药物（如皮质激素）。

腹部切口疝的主要症状是腹壁切口处逐渐膨隆，有肿块出现。肿块通常在站立或用力时更为明显，平卧休息则缩小或消失。较大的切口疝有腹部牵拉感，伴食欲减退、恶心、便秘、腹部隐痛等表现。多数切口疝无完整疝囊，疝内容物常可与腹膜外腹壁组织粘连而成为难复性疝，有时还伴有不完全性肠梗阻。

检查时可见切口瘢痕处肿块，小者直径数厘米，大者可达10~20 cm，甚至更大。有时疝内容物可达皮下，此时常可见到肠型和肠蠕动波，扪之则可闻及肠管的咕噜声。肿块复位后，多数能扪到腹肌裂开所形成的疝环边缘。腹壁肋间神经损伤后腹肌薄弱所致切口疝，虽有局部膨隆，但无边缘清楚的肿块，也无明确疝环可扪及。切口疝的疝环一般比较宽大，很少发生嵌顿。

治疗原则是手术修补。手术步骤：①切除疝表面原手术切口瘢痕；②显露疝环，沿其边缘清楚地解剖出腹壁各层组织；③回纳疝内容物后，在无张力的条件下拉拢疝环边缘，逐层细致地缝合健康的腹壁组织，必要时可用重叠缝合法加强之。以上要求对于较小的切口疝是容易做到的。对于较大的切口疝，因腹壁组织萎缩的范围过大，要求在无张力前提下拉拢健康组织有一定困难。对这种病例，可用人工高分子修补材料或自体筋膜组织进行修补。如在张力较大的情况下强行拉拢，即使勉强完成了缝合修补，术后难免不再复发。近年来，腹腔镜切口疝修补术逐渐在临床上开展应用。腹腔镜切口疝修补术最大的优势在于：补片的放置更方便且有效，同时对腹腔粘连程度、隐匿性缺损等的判断更直观，能及时发现多发性缺损。相比传统的开放手术，腹腔镜切口疝修补术后病人恢复改善显著，手术伤口并发症发生率、补片感染发生率和复发率均更低。但腹腔镜切口疝修补术时，手术适应证的把握比开放手术更加严格，术者操作经验不足时可能会出现肠管损伤等较严重的并发症，增加发生腹腔感染和死亡的风险。

二、脐疝

疝囊通过脐环突出的疝称脐疝。脐疝有小儿脐疝和成人脐疝之分，两者发病原因及处理原则不尽相同。小儿脐疝的发病原因是脐环闭锁不全或脐部瘢痕组织不够坚强，在腹内压增加的情况下发生。小儿腹内压增高的主要原因有经常啼哭和便秘。小儿脐疝多属易复性，临床上表现为啼哭时脐疝脱出，安静时肿块消失。疝囊颈一般不大，但极少发生嵌顿和绞窄。有时，小儿脐疝覆盖组织可以穿破，尤其是在受到外伤后。

临床发现未闭锁的脐环迟至 2 岁时多能自行闭锁。因此，除了嵌顿或穿破等紧急情况外，在小儿 2 岁之前可采取非手术疗法。满 2 岁后，如脐环直径还大于 1.5 cm，则可手术治疗。原则上，5 岁以上儿童的脐疝均应采取手术治疗。

非手术疗法的原则是在回纳疝块后，用一大于脐环的、外包纱布的硬币或小木片抵住脐环，然后用胶布或绷带加以固定勿使移动。6 个月以内的婴儿采用此法治疗，疗效较好。

成人脐疝为后天性疝，较为少见，多数是中年经产妇女。由于疝环狭小，成人脐疝发生嵌顿或绞窄者较多，故应采取手术疗法。孕妇或肝硬化腹水者，如伴发脐疝，有时会发生自发性或外伤性穿破。

脐疝手术修补的原则是切除疝囊，缝合疝环；必要时可重叠缝合疝环两旁的组织。手术时应注意保留脐眼，以免对病人（特别是小儿）产生心理上的影响。

三、白线疝

是指发生于腹壁正中线（白线）处的疝，绝大多数在脐上，故也称上腹疝。白线的腱纤维均为斜行交叉，这一结构可使白线作出形态和大小的改变，以适应在躯体活动或腹壁呼吸活动时的变化，如在伸长时白线变窄，缩短时变宽。但当腹胀时又需同时伸长和展宽，就有可能撕破交叉的腱纤维，从而逐渐形成白线疝。上腹部白线深面是镰状韧带，它所包含的腹膜外脂肪常是早期白线疝的内容物。白线疝进一步发展，突出的腹膜外脂肪可把腹膜向外牵出形成一疝囊，于是腹内组织（多为大网膜）可通过囊颈而进入疝囊。下腹部两侧腹直肌靠得较紧密，白线部腹壁强度较高，故很少发生白线疝。

早期白线疝肿块小而无症状，不易被发现。以后可因腹膜受牵拉而出现明显的上腹疼痛，以及消化不良、恶心、呕吐等症状。嘱病人平卧，回纳疝块后，常可在白线区扪及缺损的空隙。

疝块较小而无明显症状者，可不必治疗。症状明显者可行手术。一般只需切除突出的脂肪，缝合白线的缺损。如果有疝囊存在，则应结扎疝囊颈，切除疝囊，并缝合腹白线的缺损。白线缺损较大者，可用人工高分子修补材料进行修补。

第四章 麻醉学概论

第一节 概　述

麻醉一词来源于希腊文，其原意是感觉丧失，即指应用药物或其他方法使病人整体或局部暂时失去感觉，从而消除手术时的疼痛。

19世纪40年代，乙醚麻醉成功应用于手术患者，揭开了近代麻醉学的序幕。由于社会和医学科学发展的推动，以及学科间的互相交叉、渗透与支撑，麻醉科医师追求的目标与内涵也与时俱进。因此，现今麻醉科医师的任务不仅是为手术顺利进行提供镇静、无痛、肌松及合理控制应激等必需条件，更要对围术期患者生命功能进行监测、调节与控制，维护重要脏器功能，确保患者在术后顺利康复。麻醉科的工作已从手术室内拓展到手术室外，包括门诊和病房；其时间跨度也延伸到围术期，除术中外，还包括术前和术后；其内涵包括一切与患者安全、生存质量有关的领域；不仅有专业技术，更有系统的专业理论。因此，现代麻醉学已是一门研究临床麻醉、生命功能监控、重症监测治疗和疼痛学诊疗的科学。虽然目前疼痛学与重症医学已发展成为一个新的专业，但这两个专业均具有明显的多学科性，与麻醉学的联系更是源远流长、难以分割。因此，疼痛诊疗及围术期重症监测治疗既是麻醉科的责任，更是麻醉学的一个重要组成部分。

麻醉学是临床医学的一个重要学科，现代麻醉学的理论和技术是随着基础医学、临床医学和医学生物工程等现代科学技术综合发展而形成的，它主要包括临床麻醉、重症治疗、急救复苏和疼痛治疗四个部分，其中临床麻醉是现代麻醉学的主要部分。在围术期，麻醉医师使用各种监测技术最为频繁，尤其是对呼吸、循环及中枢神经系统功能的监测；对呼吸道的控制和呼吸管理最为熟悉，包括呼吸模式的观察、人工呼吸、机械通气等；术中经常进行大量、快速输液、输血，使用多种血管活性药物及其他强效、速效药物。麻醉学的理论和技术，包括术前对病人的评估、人工气道的建立、器官功能的监测、心肺复苏和疼痛治疗等，不仅应用于手术中，而且广泛应用于手术室以外的诊疗工作中。对于临床医学生来说，无论将来从事何种专业，都可以应用麻醉学的基本理论和操作技术来处理各种临床问题。因此，学好麻醉学不仅可以拓宽临床思路，并可在临床工作中增强发现问题、分析问题和解决问题的能力。

第二节 麻醉科的组织结构

麻醉学属于临床医学中重要的二级学科，麻醉科是医院中具有枢纽性的一级诊疗科室，麻醉科主任在院长领导下工作。麻醉科的工作任务包括临床医疗、教育与科研等方面。一个符合二级学科内涵的麻醉科应由麻醉科门诊、临床麻醉、ICU、疼痛诊疗和实验室等部门组成。麻醉科的建设虽应根据医院规模及其所承担的工作任务不同而有所区别，但各级医院均应努力按二级学科的内涵加以健全与提高。

一、临床医疗工作

（一）麻醉科门诊

随着医院管理工作的进步，特别是保证质量、提高效率和减轻患者负担，麻醉科门诊（或麻醉前评估中心）将日益成为医院门诊工作的重要组成部分。麻醉科门诊的主要工作内容如下。

（1）麻醉前检查、评估与准备。

为缩短患者的住院周期（床位周转率），保证麻醉前充分准备，凡拟接受择期手术的患者，在手术医师进行术前检查与准备的基础上，入院前应由麻醉科医师在麻醉科门诊按要求做进一步的检查与准备。其优点是：①患者入院后即可安排手术，甚至在当日即可安排手术，可显著缩短住院日期，提高床位周转率；②可避免因麻醉前检查不全面而延迟手术；③杜绝外科医师与麻醉科医师因对术前准备的意见不一致而发生矛盾；④患者入院前麻醉科已能了解到病情及麻醉处理的难度，便于恰当地安排麻醉工作。麻醉前检查、评估与准备工作目前均在病房进行，随着医院现代化进程的加速，有条件的医院应逐步将这一工作转移到门诊。

（2）对麻醉并发症的随访和诊疗。

麻醉后并发症由麻醉科医师亲自诊治是十分必要的。目前，麻醉并发症的诊治并不是由麻醉科医师负责，尤其是在患者出院后，麻醉科医师无机会对这些患者进行诊疗，疗效也不理想。随着麻醉科门诊的建立，将改变这种状况，对患者是有益的。

（3）麻醉前会诊或咨询。

（4）呼吸治疗、药物依赖戒断治疗（"戒毒"）等。

（5）疼痛诊疗可单独开设疼痛诊疗门诊或多学科疼痛诊疗中心，并可建立相应的病房。

（二）临床麻醉

临床麻醉的工作场所主要在手术室内，目前已拓展到手术室外，其发展迅速，已成为临床麻醉的一个重要分支。手术室外麻醉广义是指病房手术室外的麻醉处理，包括门诊手术。狭义是门诊（急诊）及病房手术室外的麻醉、镇痛与镇静，包括介入治疗、内镜检查及各科无痛治疗等。在规模较大、条件较好的麻醉科，还应建立临床麻醉的分支学科（或称为亚科），如心血管外科、胸外科、脑外科、产科和小儿外科麻醉等，以培养专门人才，提高专科麻醉的医疗质量。

1. 临床麻醉的主要工作内容

（1）对患者进行术前检查、病情评估与准备。

（2）为手术顺利进行提供镇静、无痛、无不愉快记忆、肌松并合理控制应激反应等基本条件。

（3）提供完成手术所必需的特殊条件，如气管、支气管内插管，控制性降压，人工通气，低温及体外循环等。

（4）对手术患者的生命功能进行全面、连续、定量的监测，并调节与控制在正常或预期的范围内，以维护患者的生命安全。应当指出，对患者生命功能进行监测与调控已是临床麻醉的精髓所在。因此，麻醉科不仅必须配备有完备与先进的仪器及设备，更要不断提高麻醉科医师的知识、素质与能力，只有这样才能进行及时准确的判断与治疗。

（5）建立 PACU 并进行科学管理，预防并早期诊治各种并发症，确保患者术后顺利康复。

（6）积极创造条件，开展"手术室外麻醉"或"非住院患者的麻醉"，以方便患者、节约医疗资源。但要有准备地实施，实施前必须建立相应的规范与制度，以确保患者安全。

（7）开展术后镇痛工作，有条件的麻醉科应建立术后镇痛信息管理系统及信息资料数据库。

（8）建立麻醉科信息管理系统，强化科学管理，以提高医疗质量和工作效率。

2. 临床麻醉常用方法

临床麻醉的方法（技术）和药物虽然众多，根据麻醉药作用于神经系统的不同部位，可分为局部（区域）麻醉和全身麻醉两大类。

目前已较少使用单一的药物或单一的方法进行麻醉，临床上使用较多的是复合麻醉或称平衡麻醉和联合麻醉。复合麻醉系指同时使用两种或两种以上麻醉药和（或）辅助药物以达到麻醉的基本要求，以能减少单个药物的用量及副作用，例如使用镇静、麻醉镇痛与肌肉松弛药进行静脉复合全麻。联合麻醉系指同时使用两种或两种以上方法以达到麻醉的基本要求，以能取长补短、综合发挥各种方法的优越性，例如全身麻醉与硬膜外阻滞联合应用等。

（三）麻醉后苏醒室

麻醉后苏醒室是手术结束后继续观察病情，预防和处理麻醉后近期并发症，保障患者安全，提高医疗质量的重要场所。麻醉后苏醒室应配备有专门的护士与医师管理患者，待患者清醒、生命体征稳定后即可送回病房。麻醉后苏醒室可有效预防麻醉后早期并发症，杜绝恶性医疗事故，还可缩短患者在手术室停留时间，提高手术台利用率，是国际、国内成功而又成熟的经验。若患者病情不稳定，如呼吸、循环功能障碍者应及时送入 ICU。

（四）麻醉科 ICU

是指由麻醉科主管的 ICU，主要针对手术后患者，是围术期危重病诊治、保障重大手术安全、提高医疗质量的重要环节，是现代高水平、高效益医院的必然产物。ICU 的特点是：①配备有先进的设备以能对患者生命功能进行全面、连续和定量的监测；②具备早期诊断及先进的治疗设备与技术；③采用现代化管理，因而具有高工作效率和抢救成功率；④拥有一支训练有素的医疗护理队伍。

进入 ICU 的患者由麻醉科医师和手术医师共同负责，麻醉科医师的主要任务是：对患者进行全面、连续、定量的监测；维护患者的体液内稳态；支持循环、呼吸等功能的稳定；防治感染；早期诊治各种并发症及营养支持等。手术医师侧重于原发病和专科处理。待患者重要脏器功能基本稳定后即可转回原病室。

（五）疼痛诊疗

疼痛诊疗是麻醉科工作的重要组成部分。鉴于疼痛的多学科性及麻醉科的工作特性，麻醉科疼痛诊疗以急性疼痛诊疗为基础、慢性疼痛诊疗为特色。麻醉科疼痛诊疗的工作内容主要包括：术后止痛及急性疼痛的诊疗，慢性疼痛的诊疗，无痛诊疗乃至无痛医院是麻醉科的重任。在进行慢性疼痛诊疗时，应当强调疼痛诊疗的多学科性和临床诊断的重要性，因此，从事慢性疼痛诊疗医师必须有扎实的、相关科室的临床诊疗功底，必须具有麻醉科主治医师的资格再经专业培训后才能胜任。

二、科研工作

科学研究是麻醉科的重要工作内容，学科内涵建设要以临床为基础、科研为先导、教育为根本。科研工作要明确研究方向、制订计划、组织实施、定期总结。科研工作要特别注意两个问题，一是要树立"临床工作向前一步就是科研"的意识，即在日常工作中要做有心人，善于提出问题，注意选准主题，通过研究、创新去解决问题，要完善记录、积累资料，统计分析，并撰写论文。二是要努力使麻醉学研究从指标依赖性向思维依赖性发展，要从依赖指标切实转变到依赖思维，思维的核心是创新，思维的方式是实践-理论-再实践，要产、学、研相结合。这是提高临床医疗水平和麻醉科学术地位的重要途径。在有条件的医院麻醉科可成立麻醉学实验室或麻醉学研究室。麻醉科成立研究室（或实验室）时，麻醉科主任（或副主任）应兼任研究室（或实验室）主任。成立研究室（或实验室）时必须具备以下基本条件：

（1）要有学术水平较高，治学严谨，具有副教授或副主任医师以上职称的学科或学术带头人；

（2）形成相对稳定的研究方向并有相应的研究课题或经费；

（3）配备有开展研究所必需的专职实验室人员和仪器设备；

（4）要形成一支结构合理的人才队伍，主要包括研究骨干、研究人员、技术人员和管理人员。

第五章 手术患者术前病情评估与准备

手术患者术前病情评估是保障手术患者安全的重要环节。术前病情评估不仅对麻醉科医师，而且对手术科室医师都是至关重要的工作。其意义涉及保障患者麻醉和手术中的安全，以及减少围术期并发症的发生率和病死率。多数麻醉药对机体的重要生命器官和系统的功能，例如呼吸、心血管系统等都有非常明显的影响。麻醉药的治疗指数（半数致死量/半数有效量）仅为3~4。相比之下，大多数非麻醉药的治疗指数却是数百甚至数千。麻醉药这么窄的安全范围，说明了麻醉自身的风险性，然而更重要的方面是来自患者的病情和手术的复杂性，以及患者对麻醉和手术的承受能力。因此，麻醉的危险性、手术的复杂性和患者的承受能力是麻醉前病情评估的要点。

麻醉的诞生是外科学发展的里程碑，现代麻醉学的发展极大地推动和保障了外科学的进步。一个普通的外科手术患者可能会并存有严重的内科疾病，例如心脏病、高血压、糖尿病等。随着老龄化社会的到来，百岁老人做手术已不再是稀奇事。科学发展到今天，许多过去认为是手术的禁忌证，如今却因为能够改善器官功能成为手术的适应证，如急性心肌梗死的患者做急诊冠状动脉搭桥术，晚期严重的慢性阻塞性肺疾病的患者做肺减容手术，终末期器官功能衰竭的患者行器官移植手术等，外科已几乎无手术禁忌证可言，然而面对这样的手术却给麻醉带来极大的风险和挑战。

手术患者术前病情评估与准备工作包括：①全面了解患者的全身健康情况和具体病情；②评估患者接受麻醉和手术的耐受性；③明确各脏器疾病和特殊病情的危险所在，术中可能会发生哪些并发症，需采取哪些防治措施；④选择麻醉前用药和麻醉方法，拟订具体麻醉实施方案和麻醉器械准备。

为了切实做好术前病情评估和准备工作，要求：①充分认识手术患者术前病情评估与准备的重要性；②了解麻醉前访视与检查的流程；③对麻醉前准备的特殊性有初步概念；④掌握麻醉前用药原则。

第一节　术前访视与术前病情评估门诊

一、麻醉科医师手术前访视

目前在国内，对大多数患者通常都是在手术日前一天，接到外科手术通知后，麻醉科医师进行手术前访视。对于高危和有特殊情况的患者，外科医师于手术日前几天请麻醉科医师会诊，必要时进行多学科术前讨论。因此，术前访视的时间受到患者基础疾病、手术种类以及医疗体制的影响。

麻醉科医师手术前访视的流程主要包括：复习病历，察看各项术前实验室检查，访视患者了解麻醉相关病史和进行各系统回顾，进行体格检查和对重要系统进行功能测试，最后对患者做出麻醉和手术风险评估和判断，制订出围术期麻醉计划。向患者和患者家属交代病情、麻醉方式和手术麻醉的风险以及必要的术前准备，如术前禁食等，并签署麻醉知情同意书。

为保证麻醉科医师的术前访视，外科医师需要在术前完成所有必要的准备和检查。患者入院后各项术前实验室检查一般需要2~3天才能回报，因此患者在手术前需要等待约一周时间，明显延长住院时间。

在国际上，随着日间手术的发展，快通道和缩短住院时间、平均住院天数，加强病房床位周转率等方面的需求，手术患者，即便是冠状动脉旁路移植术，往往是手术当天入院，入院后即手术，术后视病情和恢复情况决定留观和住院。这就使手术前评估的时机发生了很大变化，要求患者于手术前在门诊完成术前检查和评估。因此，麻醉科手术前病情评估门诊应运而生。手术前病情评估门诊的开展，使发达国家的普通外科手术平均住院天数减为 3~4 天、神经外科和心脏外科手术的平均住院天数为 6~8 天。等于在不增加投资或仅增加少量投资的情况下，增加了医疗资源。

二、麻醉科手术前病情评估门诊

麻醉科手术前病情评估门诊在我国仅在少数医院刚刚起步。麻醉科术前评估门诊的建立和工作是为了医院和医疗工作发展的需要，离不开医院和各学科的支持。外科医师对门诊就诊准备择期手术的患者，完成必要的常规检查和专科检查后，在决定入院前建议患者去麻醉科手术前病情评估门诊就诊。麻醉科门诊通常由资深的麻醉科医师负责，根据患者的病史、体格检查、化验和辅助检查等结果，对患者耐受麻醉的情况进行评估。对于化验和辅助检查不全的患者，针对其具体疾病要求进一步完善相关检查。对于并发症控制不理想的患者，建议到相关科室会诊，以调整治疗方式和药物剂量。最后向患者解释相关手术可能采取的麻醉方式。完成一份简单的术前病情评估病历或评估表，并列出该患者的主要问题。患者入院当天，负责麻醉的医师通过复习患者的术前病情评估病历或评估表，并询问患者一些基本情况，一目了然患者的具体病情，选择合适的麻醉方式和监测方法，以保证麻醉的安全性。

开设麻醉评估门诊除了减少住院时间、加快床位周转等作用外，更重要的是对伴有并发症的患者在术前进行了系统全面的检查，并得到及时治疗和良好控制。患者入院后可以当天或尽快安排手术；避免因并发症控制不良，或术前检查结果不全，而推迟手术；也提高了手术麻醉的安全性。美国圣路易斯华盛顿大学医院开设麻醉科术前病情评估门诊以来，已达到 80% 的择期手术患者都经过术前评估门诊，避免了因故而推迟手术的情况。此外，患者可以在住院前对麻醉有初步了解，以减少对麻醉的恐惧感和不必要的担心。

第二节　手术前病情评估的流程和方法

一、手术前病情评估的流程

(一) 复习病历 (史)

麻醉前病情评估首要的是从病历中获得足够的病史, 主要包括外科疾病和手术情况, 以及并存的内科疾病和治疗情况。

外科情况要了解外科疾病的诊断, 手术的目的, 部位、切口, 切除脏器范围, 手术难易程度, 预计出血程度, 手术需时长短和手术危险程度, 以及是否需要专门的麻醉技术 (如低温、控制性降压等)。

内科情况要了解患者的个人史、既往史、以往手术、麻醉史和治疗用药史。明确并存的内科疾病及严重程度, 当前的治疗情况, 近期的检查结果, 是否需要进一步做有关的实验室检查和特殊的功能测定。必要时请有关专科医师会诊, 协助评估有关器官功能状态, 商讨进一步手术准备措施。

(二) 分析各项术前检查和化验结果

择期手术患者通常要进行一系列常规的术前检查, 但是哪些是术前必需或常规的检查与化验项目, 目前并无统一定论和指南。通常入院患者在手术前完成血、尿、粪三大常规化验, 出凝血时间, 血生化 (肝、肾功能) 检查, 心电图以及感染疾病方面的检查 (如乙型病毒性肝炎、HIV 等)。对合并有内科疾病者, 根据病情做进一步检查: 胸部 X 线检查、肺功能测定、动脉血气分析、心功能测定, 以及必要的专科检查和化验。其目的是有助于医务人员对患者的病情有全面或充分的了解, 以便做出正确的评估, 降低影响麻醉管理的不利因素, 增加手术和麻醉的安全性。

（三）术前访视和检查

麻醉科医师术前应访视患者，从麻醉科医师的角度进一步了解患者与麻醉可能相关的病史，并进行系统问诊和体检，往往可以获得十分重要的第一手资料。同时可以帮助患者了解有关麻醉的问题，消除紧张、焦虑情绪，建立良好的医患关系。如果患者是小儿，应重视帮助患儿及家长对手术麻醉做好心理上的准备。

体检主要是检查患者的生命体征，观察患者的全身情况。系统问诊的重点是心血管系统、呼吸系统、神经系统、凝血、肝功能、肾功能和内分泌系统。所有这些术前检查的最终目的是对患者做出麻醉和手术风险的判断。

（四）进行麻醉和手术风险判断

根据麻醉前访视的结果对手术、麻醉的风险进行综合分析。美国麻醉医师协会（American Society of Anesthesiologists，ASA）颁布的患者全身体格健康状况分级是目前临床麻醉较常采用的评估分级方法之一，其分级标准见表5-1。Ⅰ、Ⅱ级患者的麻醉耐受性一般均良好，麻醉经过平稳；Ⅲ级患者对接受麻醉存在一定的危险，麻醉前需尽可能做好充分准备，对麻醉中和麻醉后可能发生的并发症，要采取积极有效的预防措施；Ⅳ、Ⅴ级患者的麻醉危险性极大，充分、细致的麻醉前准备尤为重要。

表5-1　ASA麻醉病情评估分级

分级	标　准
Ⅰ级	无器质性疾病，发育、营养良好，能耐受麻醉和手术
Ⅱ级	心、肺、肝、肾等实质器官虽然有轻度病变，但代偿健全，能耐受一般麻醉和手术
Ⅲ级	心、肺、肝、肾等实质器官病变严重，功能减低，尚在代偿范围内，对麻醉和手术的耐受稍差

分级	标　准
IV级	上述实质器官病变严重，功能代偿不全，威胁着生命安全，施行麻醉和手术需冒很大风险
V级	病情危重，随时有死亡的威胁，麻醉和手术非常危险

注：如系急症，在每级数字前标注"急"或"E（emergency）"字

（五）知情同意

知情同意是术前评估的必要内容，已经成为不可缺少的法律文书。向患者解释治疗或诊断性操作的副作用、危险性及并发症后，患者认可并签字，就获得了知情同意。目的是向患者提供使其做出合理选择所需要的信息。解释麻醉计划和可能的并发症对于建立患者与医师之间的良好关系是非常重要的，并且可以预防以后可能发生的纠纷。某些情况下，只能由患者亲属或被授权人签署知情同意书。

二、手术前病情评估的方法

由患者亲属或被授权人签署知情同意书。

（一）总体评估方法

手术前病情评估既是科学也是艺术。经验丰富的麻醉科医师能迅速抓住一些要点，做出基本评估判断。包括患者的自身条件、全身情况、有无并发症及严重程度、重要的脏器功能和外科手术的复杂性等。

1. 患者的自身条件

随着我国已步入老龄化社会，患者的年龄成为重要的麻醉风险因素。患者实施的手术可能是一般手术，但是如果是一高龄患者，其麻醉的风险性较年轻者要

高得多。

2. 全身情况

对判断其对麻醉的耐受性非常重要,如精神状态、发育、营养、有无贫血、脱水、水肿、发绀、发热、过度消瘦或肥胖症等。

3. 并存疾病及器官功能

患者实施的可能是普通手术,但是如果并存一种或多种疾病,就会使麻醉的风险性增加,如合并有心脏病、糖尿病、慢性阻塞性肺疾病等。然而即便是高龄患者,又并存多种疾病,其对麻醉的耐受性主要取决于重要生命器官的功能状态,特别是心、肺功能的代偿与好坏。所以在系统评估中,重点是呼吸系统和心血管系统。

4. 外科手术的复杂性

看似不属于患者的病情范畴,但却与病情息息相关。麻醉的风险性与手术大小并非完全一致,复杂的手术可使麻醉的风险性明显增加,而有时手术并不复杂,但患者的病情和并存疾病却为麻醉带来更多风险。手术复杂、手术时间长、出血量大等因素都显著增加患者麻醉和手术的风险性。然而,有的手术虽然复杂,但可以改善或恢复患者的器官功能,如冠状动脉搭桥术、肺减容术、器官移植术等,这无疑给术前病情评估带来了新的挑战。

(二)心血管风险的评估

对非心脏手术的患者要注意有无心血管方面的疾病,如先天性心脏病、心脏瓣膜病、冠状动脉硬化性心脏病、心肌病、大血管病,以及高血压和心律失常。与麻醉风险相关的主要是心功能状态,以及某些特别的危险因素,例如,稳定型心绞痛、近期(<6个月)心肌梗死、致命性心律失常等。术前心功能好往往反映患者有较强的代偿能力和对手术麻醉的承受能力。超声心动图检查除可以提供心内解剖结构的变化外,还可以评估心室功能。其中最重要的一个指标是心室射

血分数（EF），如 EF<50% 属中度危险患者，EF<25% 则为高度危险患者。

1. 床旁试验方法

麻醉科医师可以通过一些简易的床旁试验来判断患者当前的心肺储备能力：

（1）屏气试验：先让患者做数次深呼吸，然后在深吸气后屏住呼吸，记录其能屏住呼吸的时间。一般以屏气时间在 30 秒以上为正常；屏气时间短于 20 秒，可认为其心肺功能属显著不全。

（2）爬楼梯试验：患者能按自己的步伐不弯腰爬上三层楼，说明心肺储备能力尚好，围术期发病率和死亡率明显低。

（3）6 分钟步行试验：一个定量分析心肺功能的方法。

2. Goldman 心脏危险指数（cardiac risk index，CRI）

已在临床麻醉中应用达 40 年，虽然有些争论，但仍为评估围术期心脏风险性的依据，CRI 愈高其心脏危险性愈大。

3. 对冠心病患者的风险评估

对冠心病患者进行围术期风险评估通常基于三个基本要素：①患者存在的风险因素；②患者的功能状态；③手术存在的风险因素。应根据三者各自的风险程度，对患者围术期的风险性进行综合评估。

（1）患者存在的风险。①高危风险因素：新发心肌梗死（<6 周），不稳定心绞痛，心肌梗死后仍存在的心肌缺血，缺血性及充血性心力衰竭，严重心律失常，近 40 天内接受冠脉再血管化术等。高危患者只适合进行急诊或挽救患者生命的手术。②中危风险因素：近期发生心肌梗死（>6 周且<3 个月）而未遗留后遗症或处于危险状态的心肌，在药物控制下的稳定型心绞痛（Ⅰ~Ⅱ级），既往发生过围术期缺血性事件，糖尿病，心脏射血分数低（EF<0.35），心力衰竭代偿期。③低危风险因素：年龄>70 岁，高血压，左心室肥厚，6 年内施行过冠状动脉旁路移植术（CABG）或经皮冠状动脉腔内成形术（PTCA）且未残留心肌缺血症状。

（2）患者的功能状态：通常以其对体力活动的耐受能力来评价。运动耐量试验是评估患者围术期风险的一个重要方法。蹬车运动试验中，低耐量运动（心率<100次/分）即产生心肌缺血者为高危患者；大运动量时（心率>130次/分）仍无缺血表现者为低危患者。不能持续走上两层楼梯者，术后发生心肺并发症者占89%。

（3）手术存在的风险：①高风险手术：器官移植手术，特别是心、肺、肝、胰的移植手术；主动脉和大血管手术以及外周血管手术；颅腔内大手术以及持续时间较长的手术（易致体内体液转移）等。②中度风险手术：头颈部手术；胸腔内或腹腔内手术；颈内动脉内膜切除术；矫形外科手术；前列腺手术等。③低风险手术：体表部位手术；乳腺手术；扁桃体切除；白内障手术等。

（三）呼吸功能的评估

1. 危险因素

术后肺部并发症在围术期死亡原因中仅次于心血管居第二位。其危险因素包括：①肺功能损害程度；②慢性肺部疾病，术后呼吸衰竭的危险性增加；③并存中至重度肺功能不全，行胸部和上腹部手术者；④$PaO_2 < 60$ mmHg，$PaCO_2 > 45$ mmHg者；⑤有吸烟史；⑥有哮喘史；⑦有支气管肺部并发症。

2. 评估方法

（1）一般评估方法：可根据相关病史和体征排除有无呼吸道的急、慢性感染；有无哮喘病史，是否属于气道高反应性患者；对于并存有慢性阻塞性肺疾病（COPD）的患者，术前需通过各项检查，如胸部影像学检查、肺功能试验、血气分析等，来评估患者的肺功能。

（2）肺功能的评估：术前对患者肺功能的评估十分重要，特别是原有呼吸系统疾病，或需进行较大手术，或手术本身可进一步损害肺功能者，肺功能评估显得更为重要。对肺功能的评估可为术前准备及术中、术后的呼吸管理提供可靠的依据。尽管现代检测肺功能的方法甚多且日益先进，但在常规测定中最重要的仍是一些最基本的指标。

对于有可能做全肺切除者最好能行健侧肺功能测定或分侧肺功能测定。动脉血气分析简单易行，可以了解患者的肺通气功能和换气功能。

（3）手术部位的影响：评估术后发生肺部并发症的危险时，手术部位十分重要。切口邻近膈肌时风险增加；上腹部手术和剖胸手术发生术后呼吸系统并发症的风险性最大，为 10%~40%。上腹部手术后功能残气量和肺活量降低，可持续 5~7 天。非胸、腹部手术术后呼吸系统并发症相对较少。

此外，睡眠呼吸暂停综合征患者的围术期麻醉管理尤其是气道管理非常困难。睡眠呼吸暂停综合征的定义为睡眠期间反复发作的阻塞性呼吸暂停，伴有日间嗜睡，情绪改变，心肺功能改变。这种疾病非常常见，大约有 2%~4%的中年人患有此疾病。睡眠呼吸暂停综合征常见于肥胖患者。睡眠呼吸暂停患者日间血压升高，夜间心律失常，肺动脉高压，右心和左心衰竭，缺血性心脏病和脑卒中的危险性增加。

（四）中枢神经系统功能的评估

除颅内疾患和颅脑外伤涉及患者意识和颅内压等方面问题外，目前临床上更多遇见的是认知功能障碍的老年患者以及抑郁症患者。麻醉药是否存在神经毒性问题，是否对术后认知功能有近期和远期的影响，还是个有争议的课题。抑郁症患者要注意是否长期服用抗抑郁药物，特别是单胺氧化酶抑制剂。由于抗抑郁药物可能增加麻醉风险，涉及麻醉前是否停药的问题。应用单胺氧化酶抑制剂患者的麻醉风险是术中可能出现某些不良反应，包括高血压危象（尤其应用间接血管收缩药者）、心律失常、低血压、苏醒延迟或昏迷和体温过高。因此，有学者推荐术前应停药至少 2 周（清除单胺氧化酶抑制剂的时间）。但临床研究表明，如果能加强监测和谨慎用药很少发生麻醉意外。基于上述研究结果，现在建议长期服用单胺氧化酶抑制剂的患者其药物可用至手术当天，但应注意单胺氧化酶抑制剂与麻醉药物（如哌替啶、麻黄碱）间的相互作用，同时应避免兴奋交感神经系统的事件发生（低血压、低血容量、贫血和高碳酸血症）。

伴有中枢神经系统并发症的患者，如脑梗死后遗症、脊椎疾患伴神经症状等，也并非麻醉禁忌证，但是应慎用椎管内麻醉和区域阻滞麻醉，避免与这类麻醉的神经并发症混淆。

（五）凝血功能的评估

着重了解患者有无异常出血的情况。术前应常规检查凝血功能，主要是测定凝血酶原时间（PT）、部分凝血活酶时间（APTT）和纤维蛋白原含量。异常出血有先天性或后天性的原因。根据凝血机制检查的结果，明确引起出血的原因及并发症情况，以便在术前准备中给予相应的病因治疗与全身支持治疗。手术患者常见凝血异常有：血小板减少性紫癜、肝功能损害或维生素 K 缺乏所致的凝血因子缺乏、血友病（甲型）等。

抗凝药已成为治疗心血管疾病和预防围术期静脉血栓的常规疗法，在选择椎管内麻醉时要特别加以注意，一旦发生硬膜外血肿，后果十分严重。对于使用抗凝药者术前是否停药和停药时间虽然仍有不同看法，但一般认为，肝素类的抗凝药手术前应停用，停药后经 4~5 个半衰期，可全部从体内排出。华法林为维生素 K 抑制药，使用者术前须停药 3~5 天，必要时加用维生素 K；急症手术者宜备新鲜冷冻血浆或（和）凝血酶原复合物（内含维生素 K 依赖性凝血因子Ⅱ、Ⅶ、Ⅸ、Ⅹ）酌情输用，亦可加用维生素 K。阿司匹林是血小板抑制药，其抑制作用是不可逆的，术前如果需要停药，需要 1 周以上新生的血小板才能发挥作用。但目前认为，阿司匹林无须术前停药，特别是对近期行冠状动脉球囊扩张或放支架的患者，常采用双抗法抗凝治疗，硫酸氯吡格雷（波立维）和阿司匹林。

这类患者如需紧急手术，按指南要求，必须服阿司匹林进手术室。

对于术前停用抗凝药有风险的手术患者，低分子肝素成为良好的替代。通常低分子肝素每日 2 次，只需术日晨停药一次即可。

第三节　麻醉前准备和用药

一、麻醉前准备

麻醉前准备与手术前准备在含义上并无严格的区别，因为它们的目的和主要内容是相同的或完全一致的，所以这两个词经常是通用的。究竟使用哪一个词完全取决于使用者的专业或习惯。麻醉科医师的任务之一是参与手术前的准备，但他们不可能独立地完成麻醉前准备的全部任务。因此，良好的麻醉前或术前准备需要麻醉科医师与手术科室医师通力合作来完成。

麻醉前准备的目的在于使患者在体格和精神方面均处于最佳状态，以增强患者对麻醉和手术的耐受能力，提高患者在麻醉中的安全性，避免麻醉意外的发生，减少麻醉后的并发症。麻醉前准备的任务包括：①做好患者体格和精神方面的准备，这是首要任务；②给予患者恰当的麻醉前用药；③做好麻醉用具、设备、监护仪器和药品（包括急救药品）等的准备。麻醉前有充分准备与无充分准备是大不一样的。有些麻醉不良事件的发生是与准备不足相关的，例如患者病情严重而未做充分准备，麻醉器材在使用中失灵或存在故障而事先却疏于检查、维护，未经仔细核对而误将其他气体当作氧气使用等。总之，掉以轻心、疏忽大意、匆忙上阵是难免会出问题的。如能加强责任感，认真做好麻醉前准备，则与此有关的麻醉不良事件是可以预防的。

（一）改善患者全身状况

麻醉手术前应尽力改善患者的全身情况，采取相应措施使各脏器功能处于最佳状态。同时应注意勿使患者丧失有利的手术时机。准备要点包括：改善营养状况；纠正贫血和水、电解质紊乱；停止吸烟；术前思想和精神状态的准备；增强体力，改善心肺储备功能，增加对麻醉和手术的耐受能力。

营养不良可导致血浆白蛋白降低、贫血、血容量不足以及某些维生素缺乏，使患者耐受麻醉、手术创伤及失血的能力降低。因此，术前应改善营养不良状态，一般要求血红蛋白≥80 g/L，血浆白蛋白≥30 g/L，并纠正脱水、电解质紊乱和酸碱平衡失调。虽然目前尚无证据证明达到此数值可改善患者围术期结局，但在急性贫血伴有心肺疾病的患者，行中、大型手术（胸内、大血管、上腹部、颅内手术）前提高血红蛋白可能对患者有益；而由肾脏疾病引起的慢性贫血且无心肺疾病的透析患者，可很好地耐受一定程度的贫血。权衡血红蛋白水平与患者基础疾病间的相互关系可能更有意义。

外科所遇到的休克患者多为低血容量性或脓毒性休克，均需补充血容量以改善循环功能和组织灌注。一般应待休克得到纠正后才能进行麻醉和手术。但如果手术本身即是消除休克病因的手段或主要措施，不进行手术就难以纠正休克甚或危及患者生命时，应边纠正休克边进行麻醉和手术。

（二）呼吸系统的准备

术前有急性呼吸道感染的择期手术者，手术应暂停。一般在感染得到充分控制后一周再手术，否则术后呼吸系统的并发症发生率明显增高。对合并有慢性呼吸系统感染者，如肺结核、慢性肺脓肿、重症支气管扩张等，术前尽可能使感染得到控制。

气道高反应性常见于有哮喘、支气管痉挛发作史和慢性阻塞性肺疾病（COPD）的患者。为了预防术中发生支气管痉挛，术前可应用支气管扩张药和皮质激素来降低其危险性。β_2-拟交感气雾剂是治疗和预防术中支气管痉挛的有效药物。对于COPD患者术前准备的原则是：控制呼吸道感染；清除气道分泌物；治疗支气管痉挛；改善呼吸功能；提高患者的运动能力和耐受力。已发展为肺源性心脏病的患者，还应注意控制肺动脉高压，改善心功能。

吸烟者术前应常规停止吸烟至少 2 周。但有证据表明，停止吸烟 4 周以上，才可能有效地减少术后肺部并发症的发生。

对于术前存在以下因素者应进行肺功能检查：①有肺部疾病史；②有肺通气限制因素者，包括肥胖（超过标准体重 20%）、脊柱后侧凸和有神经肌肉接头疾病者；③明显影响肺通气的手术，如膈疝、胸内及胸壁手术、60 岁以上行上腹部手术者；④吸烟严重者（每月超过 20 包）；⑤近期（<30 天）患有上呼吸道感染者；⑥年龄超过 65 岁者。

（三）心血管系统的准备

随着社会和医学的发展，先天性心脏病大多数在早期就已经得到治疗。日常手术患者中时常遇到患有后天性心脏病的患者行非心脏手术者。最常见的是缺血性心脏病，并且成为围术期死亡的主要原因。主要危险因素包括：①充血性心力衰竭史；②不稳定性心绞痛；③陈旧性心肌梗死（<6 个月）；④高血压；⑤心律失常；⑥曾接受过心脏手术。次要危险因素：①糖尿病；②吸烟；③高脂血症；④肥胖；⑤高龄。麻醉和手术前评估与准备的关键是正确评估心功能的状况和切实改善心功能。心功能的好坏直接关系到麻醉和手术的危险性。对其他次要危险因素应在术前尽最大可能得以控制，调整在可能的最佳状态。

原发性高血压也是术前常见的并发症。对高血压患者要了解内科治疗的方法、用药情况及副作用，有无带来重要器官的损害和心血管疾病的相关证据，并决定在高血压控制不好时是否要进行外科手术。如果术前评估高血压为轻或中度，且无代谢紊乱或心血管系统异常，则手术可按原计划进行。血压显著升高[即收缩压>180 mmHg 和（或）舒张压>110 mmHg]患者应在术前控制血压。术前血压控制欠佳的患者围术期可出现血压明显波动及心肌缺血的心电图表现。术前采取有效措施控制难治性高血压有利于维持围术期血流动力学稳定，有效地控制围术期血压波动，减少围术期冠状动脉缺血事件发作次数和持续时间。冠状动脉疾病或有冠状动脉疾病危险因素的患者术前应用 β 受体拮抗药，可减少非心脏手术围术期心血管疾病发病率和死亡率。舒张压高于 110 mmHg 时，除急症外所有外科手术都应推延。如舒张压低于 110 mmHg，外科手术可以进行，因为尚无研究表明此水平舒张压与术后心脏或肾脏并发症有直接关系。但是值得注意的是，术前高血压患者（治疗或未经治疗）围术期血压波动剧烈，或因气管内插管和手术强烈刺激而导致血压急剧升高，或在维持同样麻醉深度而手术刺激轻时发生严重低血压。血流动力学不稳定可能会增加围术期心脏并发症的发病率。

手术患者术前服用各类治疗药物，如抗高血压药、抗心绞痛药（β 受体拮抗药）、抗心律失常药、洋地黄类、内分泌用药（胰岛素），一般不主张麻醉手术前停药，否则导致反跳性心率增快或血压增高。不能口服的患者，可经肠外给药。

（四）其他方面的准备

手术对肝、肾功能的影响往往较麻醉更为显著，其中尤以影响肝血流或（和）腹腔脏器血管阻力的因素为重。如果不是进行部分肝切除或改变肝血流（如门-腔静脉分流）的手术，这些影响多为一过性的。一般情况下，轻中度肝功能异常者应在麻醉前准备中注意对肝功能的维护和改善，但不致成为麻醉和手术的禁忌证。重度肝功能不全者（如晚期肝硬化，有严重营养不良、消瘦、贫血、低蛋白血症、大量腹水、凝血机制障碍、全身出血或肝性昏迷前期脑病等征象），如果手术治疗不能改善其肝功能，则手术风险性极高，不宜行任何择期手术。肝病急性期除急症外禁忌手术，施行急症手术也极易在术中、术后出现严重凝血功能障碍等并发症，预后不佳。

随着医疗技术的提高，终末期肾病患者的寿命延长。这类患者常伴有其他脏器、系统的病变，如高血压、动脉硬化、贫血、代谢和内分泌紊乱等。终末期肾病患者应在围术期适时进行透析治疗，以降低围术期发生肺水肿和尿毒症所致凝血障碍。术后肾功能不全是手术患者围术期发生死亡的重要原因之一。影响围术期肾功能的危险因素很多，包括：①术前肾功能储备降低，如并存有糖尿病、高血压、肝功能不全者；②与手术相关的因素，如夹闭主动脉、体外循环、长时间手术、大量失血等；③麻醉和手术中可能造成肾损害的因素，如低血压、低血容量及抗生素等。因此，术前应正确评估患者的肾功能，认真做好术前准备和适当治疗，并针对导致肾功能不全的危险因素制定预防措施以保护肾功能。

　　妊娠并存外科疾病时，是否施行手术和麻醉，必须考虑孕妇和胎儿的安全性。妊娠的头 3 个月期间，缺氧、麻醉药或感染等因素易致胎儿先天性畸形或流产，故应尽可能避免手术，择期手术宜尽可能推迟到产后施行。如系急症手术，麻醉时应避免缺氧和低血压。妊娠 4～6 个月期间一般认为是手术治疗的最佳时机，如有必要可施行限期手术。

二、麻醉前用药

（一）麻醉前用药的目的

（1）镇静：使患者减少恐惧，解除焦虑，情绪安定，产生必要的遗忘。

（2）镇痛：减轻术前置管、局麻、搬动体位时疼痛。

（3）抑制呼吸道腺体分泌，预防局麻药的毒性反应。

（4）调整自主神经功能，消除或减弱一些不利的神经反射活动。

（二）常用药物

1. 镇痛药

能提高痛阈，且能与全身麻醉药起协同作用，从而减少全身麻醉药的用量。对于手术前疼痛剧烈的患者，麻醉前应用镇痛药可使患者安静合作。椎管内麻醉时辅助应用镇痛药能减轻腹部手术的内脏牵拉痛。常用的镇痛药有吗啡、哌替啶和芬太尼等，一般于麻醉前半小时肌注。

2. 苯二氮䓬类药物

有镇静、催眠、解除焦虑、遗忘、抗惊厥及中枢性肌肉松弛作用，对局麻药毒性反应也有一定的预防和治疗效果。常用药物有地西泮（安定）、咪达唑仑等。咪达唑仑还可以产生顺行性遗忘作用，其特点是即刻记忆完整，事后记忆受损，无逆行性遗忘作用。术前应用具有遗忘作用的药物对预防术中知晓有明显作用。

3. 巴比妥类药物

主要抑制大脑皮层，有镇静、催眠和抗惊厥作用，并能预防局麻药的毒性反应。常用苯巴比妥。年老、体弱、休克和甲状腺功能低下的患者，应减量应用；有巴比妥类药物过敏史者应禁用。

4. 抗胆碱药

能阻断节后胆碱能神经支配的效应器上的胆碱受体，主要使气道黏膜及唾液腺分泌减少，便于保持呼吸道通畅。阿托品还有抑制迷走神经反射的作用，使心率增快。但现在不主张在麻醉前用药中常规使用抗胆碱药，而应根据具体情况酌用。成人剂量：阿托品 0.5 mg 或东莨菪碱 0.3 mg，于麻醉前半小时肌注。

5. H_2 受体阻断药

西咪替丁或雷尼替丁抗组胺作用强，术前 60~90 分钟给患者口服，可使胃液的 pH 明显提高，胃液容量也减少。此药对急腹症患者和临产妇未来得及作空腹准备者，可以减少麻醉和手术中反流、误吸的危险。

（三）用药方法

麻醉前用药应根据患者情况和麻醉方法，来确定用药的种类、剂量、给药途径和时间。手术前晚可口服镇静、催眠药，消除患者的紧张情绪，使其能安眠休息。手术当日的麻醉前用药根据麻醉方法选择如下：

1. 全身麻醉

麻醉前 30 分钟肌内注射哌替啶 50 mg 和阿托品 0.5 mg 或东莨菪碱 0.3 mg。心脏病患者常用吗啡 5~8 mg 及东莨菪碱 0.3 mg 肌注。

2. 局部麻醉

手术范围较大的，麻醉前 2 小时口服地西泮 10 mg 有预防局麻药毒性反应的作用。术前肌注哌替啶 50~100 mg，能增强麻醉效果。

3. 椎管内麻醉

麻醉前 2 小时口服地西泮 10 mg；对预计椎管内麻醉阻滞范围较广的患者可酌情肌注阿托品 0.5 mg。

（四）注意事项

要使麻醉前用药发挥预期的效果，其剂量还需要根据病情和麻醉方法做适当的调整：①一般情况欠佳、年老、体弱、恶病质、休克和甲状腺功能低下的患者，吗啡、哌替啶、巴比妥类等药物应酌减剂量；呼吸功能不全、颅内压升高或临产妇，禁用吗啡和哌替啶。②年轻、体壮、情绪紧张或甲状腺功能亢进的患者，麻醉前用药应适当增加剂量；创口剧痛者应给予镇痛药。③心动过速或甲状腺功能亢进者，或周围环境温度高时，可不用或少用抗胆碱药，必须用者以用盐酸戊乙奎醚或东莨菪碱为宜。④施行硫喷妥钠或含卤素吸入麻醉时，阿托品剂量应该增大，因为它能减低迷走神经张力，对硫喷妥钠麻醉时迷走神经兴奋所引起的喉痉挛有一定的预防效果，且能对抗心率减慢作用。⑤小儿对吗啡的耐量小，剂量应酌减。但因小儿腺体分泌旺盛，全麻前抗胆碱药的剂量应略大。⑥多种麻醉前用药复合给药时，剂量应酌减。

第六章　局部麻醉

第一节　局部麻醉药

局部麻醉药是一类能暂时地、可逆性地阻断神经冲动的发生与传递，引起相关神经支配的部位出现感觉或（和）运动丧失的药物，简称局麻药。目前，临床上常用的局麻药已有十余种。

一、分类和理化性质

（一）分类

1. 按化学结构分类

典型的局麻药均具有相似的芳香基-中间链-氨基的化学结构，中间链通常可分为酯链和酰胺链。因此，根据中间链的不同，可将局麻药分为酯类局麻药（如普鲁卡因）和酰胺类局麻药（如利多卡因）。芳香基为亲脂基团，酯类局麻药的芳香基为苯甲胺，酰胺类局麻药则为苯胺；胺基为亲水基团，大多数局麻药的胺基为叔胺，少数为仲胺。常用酯类局麻药有：普鲁卡因、氯普鲁卡因和丁卡因。常用酰胺类局麻药有：利多卡因、丁哌卡因和罗哌卡因等。

2. 按作用时间分类

根据临床上局麻药作用时间的长短进行分类：普鲁卡因和氯普鲁卡因属于短效局麻药；利多卡因、甲哌卡因和丙胺卡因属于中效局麻药；丁哌卡因、丁卡因、罗哌卡因和依替卡因属于长效局麻药。

（二）理化性质

局麻药的理化性质和麻醉作用取决于其分子结构，与芳香基上的取代基、中间链类型和胺基上的烷基密切相关。

1. 亲脂性和亲水性

由于局麻药分子结构的特点，局麻药既具有亲脂性，也具有亲水性。其亲水性有利于局麻药向神经膜附近转运；其亲脂性有利于局麻药透过细胞膜，以发挥神经阻滞的作用，因此也是决定局麻药性能的重要因素。局麻药的亲水性和亲脂性与局麻药分子中芳香基或胺基上面碳链的多少有关：碳链越长，其亲脂性越高，作用增强，时效延长，但毒性也随之增加。

2. 离解常数（pKa）

合成的局麻药大多为结晶性粉末，难溶于水，且暴露于空气中其化学性质也不稳定。所有局麻药均属弱碱性，易与酸结合成盐类，此种盐类易溶于水，化学性质稳定。因此，临床常用的局麻药多为盐酸盐，如盐酸利多卡因。

3. 脂溶性

是决定局麻药麻醉强度的重要因素，脂溶性越大，麻醉性能越强。由于神经细胞膜基本上是脂蛋白层，含类脂90%，含蛋白质10%。因此，脂溶性高的局麻药较容易穿透神经细胞膜，易于发挥局麻药的阻滞作用。

4. 蛋白结合率

局麻药的血浆蛋白结合率与作用时间有密切关系，结合率越高，作用时间越长。因为局麻药可以与钠通道内的蛋白受体相结合而阻断神经传导功能。与受体结合越紧密，作用持续时间也越长。同样，局麻药与膜蛋白结合的程度与其蛋白结合率也密切相关。

二、作用机制

局麻药可以作用于神经系统的任何部位以及各种神经纤维，使其支配区域的感觉和运动受到影响，但不同类型的神经纤维对局麻药的敏感性各不相同。局麻药的作用与神经细胞或神经纤维的直径大小及神经组织的解剖特点有关。一般规律是神经纤维末梢、神经节及中枢神经系统的突触部位对局麻药最为敏感，细神经纤维比粗神经纤维更易被阻断。对无髓鞘的交感、副交感神经节后纤维在低浓度时可产生作用；对有髓鞘的感觉和运动神经纤维则需高浓度才能产生作用。对混合神经产生作用时，首先消失的是持续性钝痛（如压痛），其次是短暂性锐痛，继之依次为冷觉、温觉、触觉、压觉消失，最后发生运动麻痹。神经冲动传导的恢复则按相反的顺序进行。

局麻药主要作用于神经细胞膜。在正常情况下神经细胞膜的除极化有赖于钠离子内流，局麻药可以阻断神经细胞膜上的电压门控钠通道而抑制钠内流，阻止动作电位的产生和神经冲动的传导，产生局麻作用。局麻药对钠通道的阻断作用与钠通道的状态有关。电压门控钠通道包括三种状态：静息状态、活化状态和失活状态。和静息状态相比，局麻药与活化和失活状态钠通道亲和力明显增强。

三、临床药理学

在临床使用时，一般将局麻药注射在需阻滞神经的周围，不可以将局麻药直接注入神经内，以免引起神经损伤和压迫神经的供养血管。故临床上局麻药的血浆浓度以及药理作用不仅与注射部位的解剖结构有关，而且取决于药物的注射剂量、注射部位的药物吸收率、组织分布速率和生物转化清除率，以及患者的相关因素包括年龄、心血管系统状态、肝脏功能等。

（一）药动学

1. 吸收

局麻药的全身吸收取决于药物的注射部位、剂量、容量、局部组织血液灌流、是否辅助使用血管收缩药，以及药物本身的药理学特性。血药峰值浓度与单次注药的剂量成正比，为了避免血药峰值浓度过高而引起局麻药中毒，对每一局麻药都规定了单次用药的限量。经不同途径给药后测定药物的血药浓度并进行比较，发现局麻药血管外给药时，血药浓度呈下列递减顺序：气管内注射 >肋间神经阻滞〉骶管阻滞> 宫颈旁注射 > 硬脊膜外隙阻滞> 臂神经丛阻滞>坐骨-股神经阻滞>皮下注射。这在临床上有重要意义，因为相同剂量的局麻药，由于使用部位不同可能会对患者产生不同影响。例如，应用 400 mg 利多卡因（不含肾上腺素）进行肋间神经阻滞时，其血药浓度平均峰值可达到 7 μg/mL，这在某些患者中足以引起中枢神经系统毒性症状。而同样剂量的利多卡因用于臂神经丛阻滞，产生的最大血药浓度为 3 μg/mL，很少引起毒性反应。当局麻药溶液注射至血运丰富的区域，其吸收更快、更强。例如，对临产孕妇进行宫颈旁阻滞时，因其子宫周围血管丛充盈，有可能加速对局麻药的吸收，以致引起胎儿的毒性反应。

局麻药溶液中经常添加血管收缩药，常用 1 : 200 000 的肾上腺素（5 μg/mL），也可用去氧肾上腺素。肾上腺素可以使注药局部血管收缩，从而减少注射部位的药物经血管吸收，提高阻滞效果，延长局麻药作用时间，并减少毒性反应的发生。血管收缩药对长效局麻药（如丁哌卡因和依替卡因）的影响较小。血管收缩药不适用于心血管疾病或甲状腺功能亢进的患者。对手指、足趾或阴茎行局部阻滞时，也禁用肾上腺素。

2. 分布

局麻药从注射部位经毛细血管吸收分布至各器官。各器官对局麻药的摄取决定了该药物的分布情况。局麻药吸收入血液后，首先分布至肺，并有部分被肺组织摄取，随后很快分布到血液灌流好的器官，如心、脑、肝和肾脏，随后以较慢的速率再分布到灌流较差的肌肉、脂肪和皮肤。不同组织中局麻药的相对浓度各不相同，高灌注器官比低灌注器官所含的局麻药浓度更高。尽管骨骼肌对局麻药并没有特殊的亲和力，但由于全身骨骼肌含量大，所以局麻药注射剂量的大部分分布于骨骼肌。

3. 生物转化和清除

局麻药的代谢途径和速率与其化学结构有关。酯类局麻药主要通过血浆假性胆碱酯酶水解，水溶性代谢产物经肾脏排出。不同药物的代谢速率各不相同。酰胺类局麻药主要通过肝脏微粒体混合功能氧化酶和酰胺酶进行代谢，代谢过程比较复杂，代谢速度也远低于酯类局麻药水解。酰胺类局麻药在肝内代谢的速率各不相同，代谢产物主要经肾脏排出，约5%的药物以原型随尿排出。利多卡因还有小部分可通过胆汁排泄。

（二）对全身脏器的作用

1. 对中枢神经系统的作用

局麻药多经血流而进入大脑。静脉给予利多卡因（1.5 mg/kg）可降低脑血流，减弱由于气管插管引起的颅内压增高，从而降低颅脑并发症的发生。局麻药对中枢神经系统的作用，取决于血内局麻药的浓度。低浓度（如普鲁卡因）有抑制、镇痛、抗惊厥作用，高浓度可诱发惊厥。局麻药所诱发的惊厥，被视为局麻药的毒性反应。

2. 对心血管系统的作用

局麻药对心脏和外周血管具有直接作用，并可通过阻滞交感神经或副交感神经传出纤维间接影响循环系统功能。局麻药对心功能的影响主要是阻碍去极化期间的钠转移，使心肌兴奋性降低，复极减慢，不应期延长。对心房、房室结、室内传导和心肌收缩力均呈与剂量相关性抑制。对心肌收缩力抑制与局麻药阻滞效能有一定关系，丁哌卡因和丁卡因比利多卡因和普鲁卡因对心脏抑制作用更强。除可卡因外，所有局麻药均可以松弛血管平滑肌，引起一定程度的小动脉扩张，血压下降。

3. 对呼吸系统的作用

利多卡因抑制机体对低氧时的通气反应。由于膈神经和肋间神经阻滞或局麻药直接作用于延髓呼吸中枢，可引起呼吸暂停。局麻药可松弛支气管平滑肌，静脉给予利多卡因（1.5 mg/kg），可抑制气管插管时引起的支气管收缩反射。但对于气道高反应的患者，给予利多卡因气雾剂，可能因直接刺激而诱发支气管痉挛。

四、影响局麻药药理作用的因素

（一）药物剂量

通过增加局麻药的容积或浓度均可增加局麻药的剂量，从而缩短药物的起效时间，延长作用时间。

（二）注射部位

注射部位不同可影响局麻药的弥散速率和血管吸收速率。局麻药鞘内和皮下注射起效最快，臂神经丛阻滞起效时间最长。在蛛网膜下隙阻滞时，脊神经没有外鞘包绕，因而起效迅速。

（三）添加药物

局麻药中添加肾上腺素对阻滞时间的影响取决于局麻药的种类和注射部位。肾上腺素可延长短效局麻药（如利多卡因）局部浸润麻醉和神经阻滞的作用时间；但不能延长硬膜外阻滞时丁哌卡因或依替卡因的运动神经阻滞时间。鞘内应

用局麻药时添加 α_2 受体激动剂，能缩短感觉阻滞起效时间，延长运动与感觉阻滞时间。

（四）年龄

患者年龄不同可影响局麻药的清除。例如，22~26 岁健康志愿者静注利多卡因后，其半衰期平均为 80 分钟，而 61~71 岁的健康志愿者的半衰期可延长至 138 分钟。由于新生儿的肝酶系统尚未成熟，可使利多卡因和丁哌卡因的消除半衰期延长。

（五）脏器功能

肝功能严重受损、严重贫血或营养不良的患者，血浆内假性胆碱酯酶水平可能低下，从而导致酯类局麻药的水解代谢速率降低，易发生毒性反应。肝脏功能也会影响酰胺类局麻药的降解速率，与肝功能正常患者相比，肝血流下降或肝功能受损者，血液中酰胺类局麻药的水平升高，半衰期也延长。充血性心力衰竭的患者，利多卡因的清除速率也呈明显的延缓。

（六）妊娠

妊娠妇女硬膜外阻滞和腰麻的麻醉平面及深度均超过未妊娠妇女，除机械性因素（硬膜外静脉扩张减少了硬脊膜外隙和蛛网膜下隙）影响外，妊娠期间的激素水平改变可增强对局麻药的敏感性。因此，妊娠患者应适当减少局麻药用量。

五、局麻药的毒性反应

局麻药可阻滞机体电压门控钠通道，影响动作电位的传导，因此局麻药具有全身毒性作用。

当血液中局麻药浓度超过一定阈值时，就会发生局麻药的全身毒性反应，主要累及中枢神经系统和心血管系统，严重者可致死。引起全身毒性反应的常见原因有：局麻药的剂量或浓度过高，误将药物注入血管内以及患者的耐受力降低等。毒性反应程度和血药浓度直接相关，与局麻药的作用强度成正比。一般认为局麻药混合应用时，毒性作用累加。

（一）中枢神经系统毒性反应

中枢神经系统比心血管系统对局麻药更敏感，对于清醒患者来说，中枢神经系统症状常为局麻药中毒反应的先兆。初期症状包括眩晕、口周麻木，然后患者会出现耳鸣和视物不清（注视困难或眼球震颤）、多语、寒战、惊恐不安和定向障碍等。如果继续发展，则可出现意识丧失、昏迷，并出现面部肌群和四肢远端震颤、肌肉抽搐，最终发生强直阵挛性惊厥。如果局麻药大剂量、快速入血时，将迅速出现中枢神经系统抑制状态，呼吸循环抑制，甚至发生心搏骤停。

呼吸性或代谢性酸中毒可增加局麻药致中枢神经系统毒性的危险性。$PaCO_2$升高使脑血流量增加，局麻药入脑更迅速，并且还可以降低大脑惊厥阈值；高碳酸血症和（或）酸中毒可降低局麻药的血浆蛋白结合率，将增加弥散入脑组织的药物量。抽搐发作可引起通气不足以及呼吸性合并代诵丨性酸中毒，从而进一步加重中枢神经系统毒性。此外，高热也将增加大脑对局麻药的敏感性。

（二）心血管系统毒性反应

多数局麻药产生心血管系统毒性反应的血药浓度是产生惊厥时血药浓度的3倍以上，但丁哌卡因和依替卡因例外，其中枢神经系统和心血管系统毒性几乎同时发生。心血管系统毒性反应初期表现为由于中枢神经系统兴奋而间接引起的心动过速和血压升高；晚期则由局麻药的直接作用，使心肌收缩力减弱、心排出量降低，引起心律失常；松弛血管平滑肌，使小动脉扩张，血压下降。当血药浓度极高时，可出现周围血管广泛扩张，心脏传导阻滞，心率缓慢，甚至心搏骤停。

在动物实验中，丁哌卡因可引起包括心室颤动（简称"室颤"）在内的严重心律失常，而利多卡因、丁卡因、甲哌卡因很少引起室性心律失常。与其他局麻药相比，丁哌卡因引发的心血管功能衰竭进行心脏复苏的成功率低。妊娠患者对丁哌卡因的心血管系统毒性更敏感，故美国产科麻醉中不推荐使用0.75%的丁哌卡因。酸中毒和缺氧也可增强丁哌卡因的心脏毒性。

（三）过敏反应

局麻药过敏反应是指使用少量局麻药后，出现皮肤红斑、荨麻疹、咽喉水肿、支气管痉挛、血管神经性水肿，甚至休克等症状，危及患者生命安全。过敏反应是抗原抗体反应，使肥大细胞释放组胺和5-羟色胺等活性物质，引起机体快速而严重的全身防御性反应。真正的局麻药过敏反应并不常见，临床上常易将毒性反应或对局麻药中添加的肾上腺素所发生的不良反应，误认作过敏反应。与酰胺类局麻药相比，酯类局麻药的过敏反应较多见。同类型的局麻药，由于结构相似可能出现交叉性过敏反应，因此对普鲁卡因过敏的患者，应避免使用丁卡因或氯普鲁卡因。

（四）毒性反应的防治

1. 预防

预防措施包括：①重视麻醉前准备。对患者进行充分的术前评估，低蛋白血症患者易于发生局麻药的毒性反应。准备好抢救设备与药物。②控制局麻药剂量和注意操作技术。目前没有完全可靠的方法能确定局麻药意外血管内注射，因此，除了注射器回抽外，可采取间隔时间够长、剂量逐步递增的方法使用局麻药，观察毒性反应体征，并保持与患者的交流以便及时发现毒性反应症状。

2. 治疗

治疗措施包括：①一般处理：发现局麻药中毒症状和体征后，应立即停止注入局麻药，同时维持气道通畅，给予吸氧，以防止或纠正缺氧和CO_2蓄积。②轻度毒性反应多属一过性，吸氧可使患者的主观感觉明显改善；对于紧张或烦躁者，给适量苯二氮䓬类药即可控制症状。

③惊厥的处理：发生抽搐或惊厥时，静脉用药首选苯二氮䓬类药物，也可使用丙泊酚或硫喷妥钠，但在患者血流动力学不稳定时不推荐使用丙泊酚。在使用苯二氮䓬类药物后仍持续惊厥发作，可使用小剂量琥珀胆碱等肌肉松弛药。如发生心搏骤停，立即心肺复苏，并建议：肾上腺素初始剂量为小剂量（成人每次10~100 μg）；不建议使用血管升压素，避免使用钙通道阻滞药和β受体拮抗药；发生室性心律失常时，建议使用胺碘酮，不建议使用利多卡因。目前在局麻药中毒时使用脂肪乳剂治疗的效果尚存在争议。使用20%的脂肪乳剂治疗时，负荷量给予1.5mL/kg，持续1分钟，维持剂量为0.25 mL/（kg·min），持续输注至循环稳定后10分钟。

第二节　局部麻醉

局部麻醉是指在患者神志清醒的状态下，应用局部麻醉药暂时阻断身体某一区域的神经传导的麻醉方式。感觉神经被阻滞时，产生局部痛觉及感觉的抑制或消失；运动神经同时被阻滞时，产生肌肉运动减弱或完全松弛。这种阻滞是暂时且完全可逆的。狭义的局部麻醉包括表面麻醉、局部浸润麻醉、区域阻滞、静脉局部麻醉和神经阻滞。广义的局部麻醉还包括椎管内麻醉。

一、表面麻醉

表面麻醉是将渗透作用强的局麻药与局部黏膜表面接触，使其透过黏膜而阻滞黏膜下的浅表神经末梢产生无痛的方法。多用于眼、鼻腔、咽喉、气管、尿道等处的浅表手术或内镜检查。多种局麻药可用于表面麻醉，如利多卡因、丁卡因、苯佐卡因和丙胺卡因等，可制成溶液、乳剂、软膏、气雾剂，单独或与其他药物合用于皮肤、黏膜、口咽部、气管、直肠等部位。表面麻醉前可静脉给予阿托品，使黏膜干燥，避免分泌物妨碍局麻药与黏膜的接触。不同部位的黏膜吸收局麻药的速度不同，气管及支气管应用气雾剂时，局麻药吸收最快。大面积黏膜应用高浓度及大剂量局麻药时易出现毒性反应，使用时应严格控制剂量。

二、局部浸润麻醉

将局麻药沿手术切口分层注射于手术区的组织内，阻滞组织中的神经末梢，称为局部浸润麻醉。操作时，在拟定手术切口一端进针，针头斜面紧贴皮肤，进入皮内以后推注局麻药液，形成橘皮样皮丘，自此皮丘继续向前推进同时浸润注射至切口全长，再向皮下组织逐层注入局麻药。膜面、肌膜下和骨膜等处神经末梢分布较多，可适当加大局麻药量。注入组织的局麻药液需要有一定容积，使其在组织内形成张力性浸润，与神经末梢广泛接触，以增强麻醉效果。感染及癌瘤部位不宜使用局部浸润麻醉。

可根据需要来选择不同浓度的局麻药；药液中加入适量肾上腺素可延长局麻药的持续时间；浸润面积较大时，为防止局麻药毒性反应，可降低局麻药浓度以免用药量超过限量。

三、区域阻滞

围绕手术区，在其四周和基底部注射局麻药，暂时阻滞进入手术区的神经纤维传导，称为区域阻滞。可通过环绕被切除的组织（如小囊肿、肿块活组织等）作包围注射，或在悬雍垂等组织（舌、阴茎或有蒂的肿瘤）环绕其基底部注射。区域阻滞的操作要点与局部浸润麻醉相同，其主要优点在于避免穿刺病理组织。

四、静脉局部麻醉

静脉局部麻醉是指在肢体近端安置止血带，由肢体远端静脉注入局麻药，局麻药从外周血管床弥散至伴行神经来阻滞止血带以下部位肢体的麻醉方法。主要用于成人上肢或下肢手术，手术时间一般不超过 45 分钟。合并有肢体缺血性血管疾病的患者不宜选用本方法。

在手术侧肢体远端开放静脉，非手术侧肢体也应开放静脉以便静脉输液和应用其他药物。在患肢近端安置两条止血带，抬高患肢并用弹力绷带驱血后，将近端止血带充气到高于动脉压 100 mmHg 左右，以远端触不到动脉搏动为宜。松开去血带后向静脉内缓慢注入局麻药（注药时间>90 秒），通常在 5 分钟后即可产生良好的麻醉效果。当患者主诉止血带疼痛时，可先将远端止血带充气，再放开近端止血带，患者可再耐受 15~20 分钟。常用局麻药为利多卡因，上肢手术为 0.5%利多卡因溶液 3 mg/kg（总量<50 mL）；下肢手术为 0.25%利多卡因 50~100 mL。

为了预防局麻药毒性反应的发生，止血带充气后应严密观察压力表，谨防漏气；如果手术时间很短，在注药后 15~20 分钟才能缓慢松开止血带，以避免松止血带后大量局麻药进入血液循环。

第三节 神经阻滞

一、概 述

（一）概念

神经阻滞是指将局麻药注射到外周神经干（丛）附近，通过暂时阻断神经冲动的传导，使该神经所支配的区域达到手术无痛的方法。由于神经干（丛）是混合性的，所以阻滞部位不仅有感觉神经的阻滞，而且运动神经和自主神经也不同程度地被阻滞。神经阻滞同其他所有麻醉方法一样，术前要访视患者，并签署麻醉知情同意书。神经阻滞时，须对患者进行必要的监测、准备供氧及复苏设备和抢救药品。

（二）适应证和禁忌证

神经阻滞的适应证主要取决于手术范围、手术时间、患者的精神状态及合作程度。只要手术部位局限于某一或某些神经干（丛）所支配范围，并且阻滞时间能满足手术需要者均可行神经阻滞麻醉。小儿或有精神疾病等不合作的患者，可在基础麻醉下或全身麻醉后行神经阻滞。凝血功能异常者，穿刺部位感染、肿瘤、严重畸形和对局麻药过敏者为神经阻滞的禁忌证。

（三）神经定位方法

1. 异感定位

当穿刺针直接触及神经时，在其支配的区域可出现异感，此时注射局麻药可获得满意的麻醉效果。但有时即使穿刺中出现异感，麻醉效果并非一定完善；由于神经分布的部位、患者的状态等原因，可能无法引出异感，这时就不能完全依赖异感来定位。

2. 神经刺激仪定位

神经刺激仪的原理为利用电刺激器产生脉冲电流并传送至绝缘穿刺针，当针尖接近混合神经时，就会引起混合神经中的运动神经去极化，并引起其所支配的肌肉颤搐，这样就可以通过肌肉颤搐反应来定位。通常将刺激器的正极通过表面电极与患者的皮肤相连，负极连于穿刺针，设置初始电流为 $1 \sim 1.5$ mA；逐渐将针尖向拟阻滞的神经方向推进，直至诱发该肌肉的收缩；然后将电流调至小于 0.5 mA，如仍有收缩反应则注入局麻药，在注射局麻药 $1 \sim 2$ mL 后这种收缩反应可很快消退。该方法的优点是定位准确，提高神经阻滞成功率，也便于教学。但需要专用设备，费用较高。

3. 超声定位

将超声探头扫描神经区域，使神经在轴平面成像，穿刺针在探头纵轴侧方进针，沿着超声声束方向进入组织；在超声显像的导引下，调整穿刺针方向直达神经阻滞点。当针尖接近神经，并穿破神经周围呈高回声的纤维鞘时注入局麻药。超声影像定位技术可直观地了解穿刺部位的肌肉、神经及血管的位置，引导穿刺针准确进针，从而提高定位的准确性，避免神经和血管的损伤；同时还可以观察到局麻药注射后的扩散规律，如药液紧密围绕神经分布则表示穿刺位置恰当，从而减少药物用量，提高了穿刺的安全性。

二、颈神经丛阻滞

（一）解剖

颈神经丛（简称"颈丛"）是由颈$_{1~4}$脊神经（$C_1 \sim C_4$）组成，C_1主要是运动神经，$C_2 \sim C_4$均为混合神经。颈神经丛又分为浅丛和深丛，分别支配颈部相应的皮肤和肌肉组织。浅丛位于胸锁乳突肌后缘中点，呈放射状向周围分布于颌下、锁骨、颈部及枕部区域的皮肤浅组织。向前为颈前神经，向下为锁骨上神经，向后上为耳大神经，向后为枕小神经。深丛主要支配颈前及颈侧面的深层组织。

（二）局麻药的选择

颈部血供丰富，颈丛阻滞较其他部位神经阻滞持续时间短，因此在局麻药安全剂量范围内，可选用一种局麻药或两种局麻药的混合液。临床常用：1%~1.5%利多卡因、0.15%~0.2%丁卡因、0.25%~0.5%丁哌卡因及0.25%~0.5%罗哌卡因，或1%利多卡因与0.15%丁卡因混合液、1%利多卡因与0.25%丁哌卡因混合液等。

（三）临床应用及方法

颈丛阻滞多用于颈淋巴结切除、甲状腺切除、气管切开和颈动脉内膜切除术等。采用颈丛阻滞行单侧颈动脉内膜切除术时，可使患者术中保持清醒，有利于及时了解患者意识变化。

1. 颈浅丛阻滞

穿刺点位于胸锁乳突肌后缘中点，常规消毒后将22 G穿刺针垂直刺入皮肤，缓慢进针；遇到刺破纸样落空感后表明针尖已穿过颈阔肌，将局麻药注射至颈阔肌和皮下；亦可在颈阔肌表面向横突、锁骨和颈前方作浸润注射，以阻滞颈浅丛各分支，一般每侧药量为10 mL左右。

2. 颈深丛阻滞

（1）颈前阻滞法：是对穿出椎间孔的$C_2 \sim C_4$脊神经实施阻滞。传统方法采用3点法，但因并发症较多，现已不多用。目前常用改良法，即在C_4横突注入局麻药8~10 mL，局麻药向头侧扩散可将C_2、C_3神经阻滞。

（2）肌间沟阻滞法：在前斜角肌和中斜角肌间的肌间沟顶端（尖端）平C_4水平垂直刺入皮肤，然后稍向后向下，有异感或触及横突时注射局麻药，药液沿斜角肌间隙及椎前筋膜深侧扩散，使颈丛的根部阻滞。注药时压迫远端或将患者置于头低位有助于局麻药向上扩散。

（四）颈神经丛阻滞的并发症

并发症多见于颈深丛阻滞，发生率较低，常见并发症有：①局麻药毒性反应：多由穿刺针误入血管所致，因此每次注药前应回吸；②喉返神经阻滞：可导致患者声音嘶哑或失声，尤以双侧阻滞时较易发生；③膈神经阻滞：常易累及膈神经，双侧受累时可出现呼吸困难及胸闷，应谨慎进行双侧颈深丛阻滞；④霍纳综合征：由于颈交感神经被阻滞，而出现同侧眼睑下垂、瞳孔缩小、球结膜充血、鼻塞、面微红等症状；⑤高位硬膜外阻滞或全脊麻：主要由于穿刺针进入硬脊膜外隙或蛛网膜下隙而引起。

三、臂神经丛阻滞

（一）解剖

臂神经丛由颈$_{5~8}$（$C_5 \sim C_8$）及胸$_1$（T_1）脊神经前支组成，有时也接受颈$_4$（C_4）及胸$_2$（T_2）脊神经前支发出的小分支，主要支配整个手、臂运动和绝大部分感觉。组成臂丛的脊神经出椎间孔后在锁骨上部，肌间沟内分为上、中、下三干。上干由 $C_5 \sim C_6$ 前支，中干由 C_7 前支，下干由 C_8 和 T_1、T_2 脊神经前支构成。三支神经干穿出肌间沟后，在锁骨下动脉的后上方沿第 1 肋骨上缘穿行。至锁骨后第 1 肋骨的外缘，每个神经干又分为前、后两股，在锁骨中段后方进入腋窝。各股神经在腋窝重新组合成三束，三个后股在腋动脉后方合成后束，延续为腋神经及桡神经；上干和中干的前股在腋动脉的外侧合成外侧束，延续为肌皮神经和正中神经外侧头；下干的前股延伸为内侧束，延续为尺神经、前臂内侧皮神经、臂内侧皮神经和正中神经内侧头。覆盖前、中斜角肌的椎前筋膜向外融合包裹臂神经丛形成筋膜鞘，此鞘从椎间孔延伸至上臂上部，是臂神经丛阻滞的解剖基础。

（二）局麻药的选择

臂神经丛阻滞药物需要较大容量（20~40 mL）以利于药物在鞘内扩散，而浓度不必太高。可选用一种局麻药或两种局麻药的混合液。2~4 小时的手术可选用 1%~1.5%利多卡因；若手术时间较长，可选用 0.25%~0.5%的丁哌卡因或罗哌卡因。

（三）操作方法和临床应用

从包裹臂神经丛筋膜鞘的任何位置注入局麻药均可扩散并阻滞 $C_5 \sim T_1$ 神经根，但神经阻滞的程度随注射部位的变化而不同。临床上常根据手术需要选择不同途径进行臂神经丛阻滞。常用阻滞途径为肌间沟、腋窝和锁骨上入路。

1. 肌间沟入路法

（1）适应证：适用于肩部、上臂和前臂手术。在肌间沟水平注入局麻药，$C_5 \sim C_7$ 皮区的阻滞效果最强，而 $C_8 \sim T_1$ 皮区的阻滞效果较弱。因此，肌间沟入路臂丛阻滞不能为尺神经分布区的手术提供良好的麻醉效果。

（2）操作方法：肌间沟为前、中斜角肌与肩胛舌骨肌共同构成的一个三角区。患者去枕平卧，头偏向对侧，手臂贴体旁。在胸锁乳突肌锁骨端外缘触及前斜角肌，再向后外侧滑过前斜角肌肌腹即为前、中斜角肌之间的肌间沟。从环状软骨向后作一水平线，与肌间沟的交点即为穿刺点。皮肤常规消毒后，用 $22 \sim 25$ G 穿刺针垂直刺入皮肤，略偏向内侧和尾侧方向进针，同时观察异感或电刺激诱发浅层肌肉收缩反应，以手臂或肩部出现异感或电刺激引发肌肉收缩为准确定位的标志。准确定位后将针头固定，回吸无异常可注入局麻药 $20 \sim 30$ mL。一般情况下，肌间沟入路很难阻滞尺神经，将患者置于头高位并压迫穿刺点上方有助于局麻药向下扩散，从而阻滞尺神经。

（3）优缺点。

①优点：a. 易于掌握；b. 上臂、肩部及桡侧阻滞效果好；c. 不易引起气胸。

②缺点：a. 尺神经阻滞起效慢；b. 有误入蛛网膜下隙或硬脊膜外隙的危险；c. 有损伤椎动脉的危险；d. 不宜同时双侧阻滞，以免阻滞双侧膈神经或喉返神经。

2. 锁骨上入路法

（1）适应证：由于臂神经丛三条主干都集中在锁骨上、第1肋骨正上方，因此，通过锁骨上入路阻滞臂神经丛适用于上臂、前臂和手部手术。

（2）操作方法：患者去枕平卧，头转向对侧，上肢紧贴体旁。穿刺点位于肌间沟最低点，锁骨下动脉搏动处后上方，此处位于锁骨中点上方 $1 \sim 1.5$ cm。以 22 G 穿刺针向尾侧刺入皮肤，直至引出异感或电刺激引发肌肉收缩反应时，将针头固定，回吸无异常后注入局麻药 20~30 mL。如针尖碰到第 1 肋骨仍未引出异感，可将穿刺针稍许后退再沿肋骨面向前或向后穿刺，直至引出异感。

（3）优缺点。

①优点：a. 用较小药量可得到较满意的阻滞效果；b. 穿刺中不需移动上肢，对上肢外伤疼痛者较适合；c. 不易发生误入硬脊膜外隙或蛛网膜下隙的危险。

②缺点：a. 气胸发生率较高（0.5%~6%），而且气胸症状可延迟出现；b. 星状神经节及膈神经阻滞的发生率较高。

3. 腋入路法

（1）适应证：腋动脉是腋入路阻滞时最重要的定位标志。正中神经位于腋动脉的上方，尺神经位于其下方，而桡神经位于其后外侧。肌皮神经在腋窝已经离开了血管神经鞘，进入喙肱肌；来自 T_2 肋间神经分支的肋间臂神经位于腋动脉的表面。因此，腋入路臂神经丛阻滞适用于肘部至手部手术，在 C_7、T_1（尺神经）皮区的阻滞效果最强，但对肩部和上臂（C_5~C_6）手术的阻滞效果稍差；同时也难以阻滞肌皮神经，但可以在腋部或肘部补救。

（2）操作方法：患者平卧，头偏向对侧，被阻滞的上臂外展与躯干成直角，肘关节屈曲 90°，肩部外旋上臂横过头顶，似行军礼状以充分显露腋窝。先在腋窝触摸腋动脉搏动，再沿腋动脉上行摸到胸大肌下缘动脉搏动最强处即为穿刺点。以穿刺针在动脉边缘刺入皮肤，然后缓慢进针直到出现刺破鞘膜的落空感，或同时出现异感；松开持针手指，针头可随动脉搏动而摆动，即可认为针已进入腋鞘内；接注射器回抽无血后注入局麻药 25~35 mL。腋入路阻滞一般无须寻找异感，只要穿刺针进入血管神经鞘内均可获得良好的阻滞效果，多点注射可提高阻滞效果。经腋入路阻滞时，肌皮神经和肋间臂神经常不能被完善阻滞，肌皮神经阻滞是完善的前臂和腕部麻醉的基础，而肋间臂神经成功阻滞可避免应用止血带部位疼痛。故在注药完毕后，改变穿刺针方向，使针头位于腋动脉上方并与皮肤垂直进针，刺入喙肱肌进行扇形封闭；然后将针退至皮下，在腋动脉下方腋窝下缘注药以阻滞肋间臂神经，可获得良好效果。

（3）优缺点。

①优点：a. 位置表浅，动脉搏动明显，易于阻滞；b. 不会引起气胸；c. 不会阻滞膈神经、迷走神经、喉返神经；d. 无误入硬脊膜外隙或蛛网膜下隙的危险；e. 可放入留置针或导管行连续阻滞。

②缺点：a. 上肢不能外展或腋窝部位有感染、肿瘤的患者不能应用；b. 因局麻药用量较大，局麻药毒性反应发生率较其他方法高。

四、下肢神经阻滞

腰麻和硬膜外阻滞是下肢手术最常用的区域麻醉方法，而下肢神经阻滞不仅可为下肢手术提供良好的麻醉，而且因不阻滞交感神经，避免了因血管扩张导致的血压下降，对某些重症患者具有重要意义。

（一）解剖

支配下肢的神经来自腰丛和骶丛神经。腰丛由腰$_1$~腰$_4$（L_1~L_4）前支构成，常有胸$_{12}$（T_{12}），偶有腰$_5$（L_5）分支参与。由L_2~L_4组成的腰丛成分主要支配大腿的前、内侧；L_2~L_4的前支组成闭孔神经，后支组成股神经，而L_2和L_3的后支又组成股外侧皮神经。腰丛神经位于腰大肌和腰方肌之间的腰大肌间隙内。

骶丛来源于骶$_1$~骶$_3$骶神经和L_4和L_5前支的分支，主要构成股后皮神经和坐骨神经，一起经过坐骨大孔穿出骨盆，支配下肢后面和足的运动和感觉。坐骨神经包含胫神经和腓总神经的主干，二者在腘窝或腘窝上方从坐骨神经分出后，胫神经走行在内侧而腓总神经绕到外侧下行。

（二）腰神经丛阻滞（腰肌间隙阻滞）

1. 适应证

腰神经丛阻滞可同时阻滞股外侧皮神经、股神经和闭孔神经。因此，适用于膝部、大腿前部和髋部手术；加上坐骨神经阻滞可阻滞整个下肢；置入导管可用于膝关节和髋关节的术后持续镇痛。

2. 操作方法

一般采用后路法。患者侧卧位，患肢置于上部。确认双侧髂嵴并作一连线，此线常通过第 4 腰椎。在患侧连线上、由脊柱旁开 5 cm 处即为穿刺点。穿刺针由穿刺点垂直进针，直达第 4 腰椎横突；然后针尖向尾侧滑过第 4 腰椎横突下缘；继续进针约 0.5 cm 后有明显落空感，表明针已进入腰大肌间隙内；回吸无异常后注入局麻药 20~30 mL。用神经刺激器定位，当电流小于 0.5 mA 时仍有股四头肌收缩反应，可确定穿刺针已抵达腰丛。

3. 并发症

后路法腰丛阻滞进针过深时，有进入硬脊膜外隙、蛛网膜下隙或血管内的危险；也有导致血肿和神经损伤的可能。

（三）股神经阻滞（三合一阻滞）

1. 适应证

股神经主要支配大腿前部肌肉（股四头肌、缝匠肌和耻骨肌）以及从腹股沟韧带到膝部的皮肤。股神经阻滞可用于大腿前部和膝关节手术，常与其他下肢阻滞技术联合应用。

2. 操作方法

患者仰卧位，在腹股沟韧带中点可扪及股动脉搏动，穿刺点即在腹股沟韧带下方，股动脉搏动点外侧。将穿刺针与皮肤呈 45°向头侧方向进针，出现异感则表明位置正确，回抽无异常后注入局麻药 20~30 mL。使用神经刺激仪定位时，通常先找到股神经前支，表现为大腿内侧缝匠肌收缩，此时应将针尖稍向外侧重新进针，抵达股神经后支时可引发股四头肌收缩，回抽无异常后注入局麻药。注药时同时压迫股管远端，使局麻药向近端扩散进入腰肌间隙，不仅可阻滞股神经，而且可阻滞闭孔神经和股外侧皮神经，因此也称为"三合一阻滞"。但此方法对闭孔神经阻滞常不完善，故一般仅将其视为单纯股神经阻滞。

3. 并发症

由于穿刺点接近动脉，因此容易误伤动脉或将局麻药注入血管内。

（四）坐骨神经阻滞

1. 适应证

坐骨神经主要支配腘肌和膝盖远端所有下肢肌肉的运动，以及除隐神经支配的内侧面外，膝部远端下肢的所有感觉。临床上可联合隐神经或股神经阻滞用于膝关节以下无须止血带的手术。股后皮神经前段与坐骨神经伴行，支配大腿后部的皮肤，坐骨神经阻滞的同时也阻滞该神经。

2. 操作方法

（1）经典后路法：患者取侧卧位，阻滞侧下肢在上并屈髋屈膝，膝关节呈90°角，健侧下肢伸直。由股骨大转子与髂后上棘作一连线，连线中点作一条垂直线，与股骨大转子与骶裂孔连线的交点即穿刺点。使用 22 G 穿刺针垂直进针，直至出现异感，若无异感而触及骨质，则针尖可略偏向内侧或外侧再穿刺。出现异感后针稍后退，回吸无异常后注入局麻药 20~30 mL。

（2）前路法：患者仰卧，从大转子作一条平行于腹股沟韧带的直线，再沿腹股沟韧带将髂前上棘到耻骨结节连线分为三等分，在中、内 1/3 处作一垂直线与上述大转子线相交，交点即为穿刺点。将穿刺针垂直进针后稍偏向外侧，遇到骨质即为股骨小转子。将针尖向内侧滑过股骨并继续进针 5 cm 左右可引出异感，使用神经刺激仪时可出现肌肉收缩反应，回吸无异常后注入局麻药。该方法穿刺部位较深，操作较为困难。

3. 并发症

常见并发症为阻滞不全和神经损伤。

第七章　椎管内麻醉

椎管内麻醉包括蛛网膜下隙阻滞（简称腰麻）和硬脊膜外隙阻滞（含骶管阻滞）。将局麻药注入蛛网膜下隙，暂时使脊神经前根和后根的神经传导阻滞的麻醉方法称为蛛网膜下隙阻滞；将局麻药注入硬脊膜外隙，暂时阻断脊神经根的神经传导的方法，称为硬脊膜外隙阻滞，简称硬膜外阻滞。蛛网膜下隙阻滞的特点为所需麻醉药的剂量和容量较小，但能使感觉和运动神经阻滞完善，麻醉效果确切。而硬膜外阻滞则需要局麻药的剂量和容量均较大，药物吸收进入血液循环可能导致全身副作用；其优点是可以通过置管而连续给药，有利于时间长短不能确定的手术。蛛网膜下隙−硬膜外联合阻滞则可取两者的优点，在临床麻醉中应用日趋广泛。

椎管内麻醉能有效阻断外科手术刺激对机体产生的应激反应、减少术中出血量、降低术后血栓的发生；应用这些技术能缩短患者的住院时间，从而更加有效地利用卫生保健经费。

第一节　椎管内解剖与麻醉生理

一、椎管解剖

（一）脊椎的结构

脊椎由 7 节颈椎、12 节胸椎、5 节腰椎、融合成一块的 5 节骶椎及 3~4 节尾椎组成。成人脊椎有 4 个弯曲，颈曲和腰曲向前，胸曲和骶曲向后。仰卧位时，脊椎的最高点位于第 3 腰椎和第 3 颈椎，最低点位于第 5 胸椎和骶部。

脊椎由椎体、椎弓及棘突组成，相邻两个上下椎弓切迹之间构成椎间孔，脊神经根由此通过。颈椎与腰椎的棘突呈水平状排列，胸椎棘突呈叠瓦状排列。每个椎体与后方呈半环形的椎弓共同构成椎孔，所有椎孔连通呈管状，称为椎管。椎管上起枕骨大孔，下止于骶裂孔；在骶椎部分的椎管称为骶管。

（二）韧带

相邻两个椎骨的椎弓板由 3 条韧带相互连接，从内向外的顺序为：黄韧带、棘间韧带和棘上韧带。黄韧带位于相邻椎弓板之间，由黄色的弹力纤维构成，坚韧并富有弹性，从上位椎板内面的下缘连至下位椎板外面的上缘，参与构成椎管的后壁和后外侧壁。黄韧带的宽度约为椎管后壁的 1/2，腰部最为坚韧厚实，穿刺时可借助穿刺针触及该韧带有坚韧和阻力感，而再向前进针，一旦阻力消失，便知进入硬脊膜外隙。棘间韧带位于棘突之间，较薄弱；而棘上韧带为连接各棘突尖的纵行韧带，老年人棘上韧带可钙化。

（三）脊髓

脊髓位于椎管内，上端从枕骨大孔开始，在胚胎期充满整个椎管腔，新生儿终止于第 3 或第 4 腰椎，成人则终止于第 1、2 腰椎之间。在成人第 2 腰椎以下、小儿第 3 腰椎以下的蛛网膜下隙只有脊神经根，即马尾神经。所以，蛛网膜下隙穿刺时，成人应在第 2 腰椎以下、小儿应在第 3 腰椎以下的间隙穿刺，以免损伤脊髓。

（四）脊膜与腔隙

脊髓有三层被膜，即软脊膜、蛛网膜和硬脊膜。软脊膜紧贴于脊髓表面，与蛛网膜之间形成的腔隙为蛛网膜下隙。蛛网膜下隙除有脊髓外，还充满脑脊液。成人脑脊液总量约 120~150 mL，其中蛛网膜下隙含有 25~30 mL。正常脑脊液无色透明，pH 7.35，比重 1.003~1.009；压力平卧位时约 100 mmH$_2$O，侧卧位时 70~170 mmH$_2$O，坐位时 200~300 mmH$_2$O。蛛网膜与硬脊膜之间形成的潜在腔隙为硬脊膜下隙，此间隙在颈部较宽，在行颈部硬脊膜外隙阻滞或颈丛、肌间沟臂丛阻滞时容易误入此间隙。硬脊膜与椎管内壁（即黄韧带）之间构成硬脊膜外隙，其内充满血管、脂肪、淋巴及疏松结缔组织。成人硬脊膜外隙容积约 100 mL，其中骶管约 25~30 mL。在妊娠晚期，硬脊膜外隙的静脉丛呈怒张状态，老年人由于骨质增生及纤维化使椎管变窄，均可使硬脊膜外隙变小。

硬脊膜、蛛网膜和软脊膜均可沿脊神经根向两侧延伸，并包裹脊神经根，分别称为根硬脊膜、根蛛网膜和根软脊膜。根硬脊膜随着向椎间孔延伸而逐渐变薄。根蛛网膜细胞增生可形成绒毛结构，并可突进或穿透根硬脊膜。根蛛网膜和根软脊膜之间的腔隙称根蛛网膜下隙，与脊髓部蛛网膜下隙相通，在椎间孔处闭合成盲囊。在蛛网膜下隙注入墨汁时，可见墨水颗粒聚积在根蛛网膜下隙处，故又称墨水套囊。蛛网膜绒毛有利于引流脑脊液和清除蛛网膜下隙的颗粒物。

（五）骶管

骶管是硬脊膜外隙的一部分，呈三角形。骶管上自硬脊膜囊，即第 2 骶椎水平，终止于骶裂孔。行骶管穿刺时，切勿超过第 2 骶椎水平，以免误入蛛网膜下隙。

（六）脊神经及体表标志

脊神经共 31 对，包括 8 对颈神经、12 对胸神经、5 对腰神经、5 对骶神经和 1 对尾神经。每对脊神经分为前根和后根，前根从脊髓前角发出，由运动纤维和交感神经传出纤维组成；后根由感觉纤维和交感神经传入纤维组成。脊神经在人体皮肤分布的体表标志为：甲状软骨部位为 C$_2$，胸骨上缘为 T$_2$，双乳头连线为 T$_4$，剑突下为 T$_6$，平脐为。耻骨联合水平为 T$_{12}$。

二、椎管内阻滞的生理

(一) 椎管内麻醉药物作用部位

目前认为，椎管内麻醉药物作用的主要部位是脊神经。蛛网膜下隙阻滞时，局麻药经脑脊液稀释和扩散后直接作用于脊神经根和脊髓表面，但主要是作用于脊神经根。硬膜外阻滞的机制比较复杂，多数意见为：①椎旁阻滞，药液由硬膜外间隙经椎间孔渗出，在椎旁阻滞脊神经根；②通过蛛网膜绒毛进入根蛛网膜下隙，作用于脊神经根；③直接透过硬脊膜和蛛网膜进入蛛网膜下隙，作用于脊神经根和脊髓表面。

(二) 阻滞顺序

由于传递冲动的神经纤维互不相同，局麻药的阻滞顺序为，自主神经纤维先被阻滞，感觉神经纤维次之，运动神经纤维及有髓鞘的本体感觉纤维（A_γ纤维）最后被阻滞。不同神经纤维被阻滞顺序依次为：血管舒缩→冷感→温感→对不同温度的辨别→慢痛→快痛→触觉→运动→压力感→本体感。消退顺序与阻滞顺序相反。

(三) 阻滞平面差异

交感神经阻滞平面与感觉神经阻滞平面不一致，一般交感神经阻滞平面比感觉消失平面要高 2~4 个神经节段，感觉消失平面又比运动神经阻滞平面要高1~4 个节段。

第二节　蛛网膜下隙阻滞

一、蛛网膜下隙阻滞的临床应用

（一）适应证

（1）下腹及盆腔手术如阑尾切除术、疝修补术、膀胱及前列腺手术、子宫及附件手术等。

（2）肛门及会阴部手术如痔切除术、肛瘘切除术等，采用鞍区麻醉则更合理。

（3）下肢手术如下肢的骨折或脱臼复位术、截肢术等，其止痛效果比硬膜外阻滞更完全，并可避免止血带所致不适。

（4）分娩镇痛。

（二）禁忌证或相对禁忌证

（1）中枢神经系统疾病：脊髓或脊神经根病变，脊髓的慢性或退行性病变，颅内高压患者。

（2）全身性严重感染以及穿刺部位有炎症或感染者。

（3）休克患者。

（4）腹内压明显增高者，如腹腔巨大肿瘤、大量腹水。

（5）精神病、严重神经官能症以及小儿等不合作患者。

（6）脊柱外伤或有明显腰背痛病史者，以及脊柱严重畸形者。

（三）麻醉前准备和麻醉前用药

1. 术前访视

术前访视患者应明确以下问题：

（1）是否适宜进行腰麻，有无腰麻禁忌证。从手术部位和时间考虑，应用腰麻是否安全可靠，阻滞时间是否合适。

（2）确定拟用局麻药的种类、剂量、浓度和配制方法，以及患者体位和穿刺点。

2. 麻醉前用药

蛛网膜下隙阻滞的麻醉前用药量不宜过大，应使患者保持清醒状态，以利于调节阻滞平面。

（四）常用局部麻醉药

1. 普鲁卡因

用于蛛网膜下隙阻滞的普鲁卡因为高纯度的白色晶体。成人用量 100~150 mg。常用浓度为 5%，麻醉起效时间为 1~5 分钟，麻醉维持时间为 45~90 分钟，适用于短小手术。常用 5% 普鲁卡因重比重液配制方法为：普鲁卡因 150 mg 溶解于脑脊液 3 mL 中。

2. 丁卡因

成人常用剂量为 8~15 mg，常用浓度为 0.3%~0.5%。临床上用 1% 丁卡因 1 mL，加 10% 葡萄糖及 3% 麻黄碱各 1 mL，配成丁卡因重比重液的标准配方，即所谓的 1∶1∶1 溶液。起效时间为 5~10 分钟，20 分钟后阻滞平面固定，麻醉维持时间为 2~3 小时。

3. 丁哌卡因

为目前蛛网膜下隙阻滞的最常用药物，成人常用剂量为 8~15 mg。一般用 0.5%~0.75% 丁哌卡因 2 mL，加脑脊液 1 mL，配成重比重溶液，麻醉维持时间为 2~2.5 小时。丁哌卡因起效时间需 5~10 分钟，麻醉平面调节不可操之过急，以免平面过高。

4. 左丁哌卡因

是丁哌卡因的 S-对映体，蛛网膜下隙阻滞剂量与丁哌卡因相同，阻滞效果也相当。理论上全身毒性反应较丁哌卡因小。

5. 罗哌卡因

为新型长效酰胺类局麻药，毒性较小，安全性高，可产生感觉与运动阻滞分离。成人常用剂量为 8～15 mg。一般用 0.5%～0.75% 罗哌卡因 2 mL，加脑脊液 1 mL，配成重比重溶液，麻醉维持时间为 2 小时左右。

（五）蛛网膜下隙穿刺术

1. 体位

蛛网膜下隙穿刺一般常取侧卧位。采用重比重溶液时，手术侧向下；采用轻比重溶液时，手术侧向上；鞍区麻醉一般取坐位。

2. 穿刺方法

穿刺点用 0.5%～1% 普鲁卡因或利多卡因作皮内、皮下和棘间韧带逐层浸润。常用的蛛网膜下隙穿刺术有以下两种。

（1）直入穿刺法：用左手拇、食指固定穿刺点皮肤。将穿刺针在棘突间隙中点与患者背部垂直、针尖稍向头侧缓慢刺入，并仔细体会针尖处的阻力变化。当针尖穿过黄韧带时，有阻力突然消失"落空"感觉，继续推进时常有第二个"落空"感觉，提示已穿破硬脊膜与蛛网膜而进入蛛网膜下隙。

（2）侧入穿刺法：于棘突间隙中点旁开 1.5 cm 处作局部浸润，穿刺针与皮肤成 75° 角对准棘突间孔刺入，经黄韧带及硬脊膜而达蛛网膜下隙。本法可避开棘上及棘间韧带，特别适用于棘上韧带钙化或脊柱畸形的患者。此外，当直入法穿刺未能成功时，也可改用本方法。

针尖进入蛛网膜下隙后，拔出针芯即有脑脊液流出；有时未见脑脊液流出可能系患者脑压过低所致，可试用压迫颈静脉或让患者屏气等措施，以促进脑脊液流出；也可旋转针干 180 ℃，或用注射器缓慢抽吸。经上述处理仍无脑脊液流出时，应重新穿刺。穿刺时如遇骨质，应改变进针方向，避免暴力，以免造成损伤。

（六）阻滞平面的调节

阻滞平面是指皮肤感觉消失的界限。临床上常以针刺皮肤测痛的方法来判断，同时观察运动神经麻痹的进展情况，也有助于了解其作用范围。如骶神经被阻滞时，足趾即不能活动，腰神经被阻滞则不能屈膝。T_7 神经以下被阻滞时，腹肌松弛，令患者咳嗽，可见腹肌松软膨起，大致判断运动神经纤维被阻滞的平面。

局麻药的剂量大小是决定蛛网膜下隙阻滞平面的主要因素，影响因素包括：穿刺间隙、患者体位、麻醉药容量和比重、注药速度和针尖斜口方向等。①穿刺部位：由于脊柱有四个生理曲度，如果经 $L_{2~3}$ 间隙穿刺注药，当患者转为仰卧后，药液将沿着脊柱的坡度向胸段移动，使麻醉平面偏高。如果在 $L_{3~4}$ 间隙穿刺注药，当患者仰卧后，大部分药液将向骶段方向移动，骶部及下肢麻醉较好，麻醉平面偏低。②患者体位和药液比重：重比重药液向低处扩散，轻比重药液向高处扩散。注药后一般应在 5~10 分钟之内调节患者体位，以获得所需麻醉平面。③注药速度：通常注射的速度愈快，麻醉范围愈广；相反，注射速度愈慢，药物愈集中，麻醉范围愈小。一般以每 5 秒注入 1 mL 药液为适宜。鞍区麻醉时，注射速度可减至每 30 秒 1 mL，以使药物集中于骶部。④穿刺针尖斜口方向：斜口朝向头侧，麻醉平面易升高；反之，麻醉平面不易上升。如果局麻药已经注入，则只能根据药物比重来调节患者的体位，以达到预定的麻醉平面。

（七）麻醉期间的管理

蛛网膜下隙阻滞后，可引起一系列生理扰乱，其程度与阻滞平面密切相关，平面愈高，扰乱愈明显。

1. 血压下降和心率缓慢

蛛网膜下隙阻滞平面超过凡后，常出现血压下降，多数于注药后 15～30 分钟发生，同时伴心率缓慢。血压下降主要因交感神经节前纤维被阻滞，使小动脉扩张、周围血管阻力下降，血液淤积于周围血管、回心血量减少、心排出量下降等造成。心率缓慢是因部分交感神经被阻滞，迷走神经相对亢进所致。处理应首先考虑补充血容量，可先快速输液 200～300 mL；如果无效可静注麻黄碱 10～15 mg；对心率缓慢者可静注阿托品 0.25～0.5 mg 以拮抗迷走神经的影响。

2. 呼吸抑制

当胸段脊神经阻滞后可引起肋间肌麻痹，表现为胸式呼吸微弱，腹式呼吸增强；患者潮气量减少，咳嗽无力，不能发声，甚至发绀。遇此情况应迅速吸氧，或行人工辅助呼吸，直至肋间肌张力恢复为止。如果发生"全脊麻"引起呼吸停止，血压骤降，甚至心搏骤停，应立即施行心肺复苏，采取气管内插管、机械通气，胸外心脏按压等抢救措施。

3. 恶心、呕吐

诱因包括：①血压骤降，使脑供血骤减，兴奋了呕吐中枢；②迷走神经功能亢进，胃肠蠕动增加；③手术牵拉内脏。一旦出现恶心、呕吐症状，应首先检查是否有麻醉平面过高及血压下降，并采取相应治疗措施。

二、蛛网膜下隙阻滞的并发症

（一）腰麻后头痛

头痛是腰麻后最常见的并发症，腰麻后头痛的平均发生率外科手术为 13%，妇产科为 18%。典型头痛可在穿刺后的 6～12 小时内发生，多数发病于腰麻后 1～3 天，75% 病例持续 4 天，10% 持续 1 周，个别可迁延 1～5 个月或更长时间。

腰麻后头痛的原因主要系脑脊液经穿刺孔漏出引起颅内压降低和颅内血管扩张所致，故穿刺针粗细与头痛发生率明显相关。采用 25~26 G 穿刺针可显著降低头痛发生率。麻醉后嘱患者仰卧位以减少脑脊液外流，并保证足够睡眠。一旦发生腰麻后头痛，可依头痛程度分别进行治疗：①轻微头痛：经卧床 2~3 天即自行消失；②中度头痛：患者平卧或采用头低位，每日输液 2000~3000 mL，并应用小剂量镇静药、镇痛药；③严重头痛：除上述措施外，可行硬膜外间隙充填疗法，即先抽取自体血 10 mL，或右旋糖酐 15~30 mL，在 10 秒内经硬膜外穿刺针注入硬膜外间隙，注后患者平卧 1 小时，疗效较好。

（二）尿潴留

由于 S_{2-4} 的阻滞，可使膀胱张力丧失，此时，膀胱可发生过度充盈，特别是男性患者。如果术后需大量输液者应在手术前留置导尿管。

（三）神经并发症

腰麻致神经损害原因包括：局麻药的组织毒性、意外地带入有害物质及穿刺损伤。

1. 脑神经受累

腰麻后脑神经受累的发生率平均为 0.25%。累及第Ⅵ对脑神经较多见，约占60%，其次为第Ⅶ对脑神经，约占 30%，其他神经受累仅占 10%。发生原因与腰麻后头痛的机制相似。多发生于术后 2~21 天，症状为剧烈头痛、畏光、眩晕、复视和斜视。治疗除给予适当镇痛药物缓解头痛外，还应补充维生素 B_1。

2. 假性脑脊膜炎

也称无菌性或化学性脑脊膜炎，发生率约 1∶2000，多在腰麻后 3~4 天发病，临床表现主要是头痛及颈项强直，凯尔尼格征阳性，有时有复视、晕眩及呕吐。治疗方法与腰麻后头痛相似。

3. 粘连性蛛网膜炎

急性脑脊膜炎的反应多为渗出性变化，若炎症刺激严重则继发性地出现增生性改变及纤维化，此种增生性改变称为粘连性蛛网膜炎。潜伏期为 1~2 天，从运动障碍开始，可发展至完全肢体瘫痪。多为药物化学刺激所致，治疗主要是给予促进神经功能恢复的措施。

4. 马尾神经综合征

发生原因与粘连性蛛网膜炎相同，患者于腰麻后下肢感觉及运动功能长时间不恢复，神经系统检查发现骶尾神经受累，大便失禁及尿道括约肌麻痹，恢复异常缓慢。

第三节　硬膜外阻滞

一、硬膜外阻滞的临床应用

（一）适应证与禁忌证

硬膜外阻滞主要适用于腹部手术，颈部、上肢及胸部手术也可应用，但在管理上比较复杂。此外，凡适于腰麻的下腹部及下肢等部位手术，均可采用硬膜外阻滞。近年来，胸科及腹部手术多主张采用全麻复合硬膜外阻滞，可减少全麻药的应用，使麻醉更加平稳；留置硬膜外导管可用于术后行患者自控硬膜外镇痛（patient-controlled epidural analgesia，PCEA）。此外，还可以与腰麻联合应用于分娩镇痛。硬膜外阻滞对严重贫血、高血压（原发性或特发性高血压）及心脏代偿功能不良者应慎用，严重休克患者应禁用。穿刺部位有炎症或感染病灶者，也视为禁忌。对呼吸困难的患者也不宜选用颈、胸段硬膜外阻滞。

（二）麻醉前访视和麻醉前用药

1. 麻醉前访视

目的在于了解病情和手术要求，决定穿刺部位，选择局麻药浓度和剂量，检查患者循环系统功能能否耐受麻醉，检查脊柱是否有畸形，穿刺部位是否有感染，以及麻醉史及药物过敏史、凝血功能、水和电解质平衡等情况。

2. 麻醉前用药

硬膜外阻滞的局麻药用量较大，为预防局麻药毒性反应，术前 1~2 小时可给予巴比妥类药或苯二氮䓬类药；对阻滞平面高、范围大或迷走神经兴奋性高的患者，应同时加用阿托品，以防心率减慢。对术前有剧烈疼痛者应适量使用镇痛药。

（三）常用局麻药

见表 7-1。

表 7-1　硬膜外阻滞常用局麻药的浓度及剂量

局麻药	浓度（%）	一次最大剂量（mg）	起效时间（min）	持续时间（min）
氯普鲁卡因	2~3	800	10~15	45~60
丁卡因	0~2~0.3	75	15~20	90~180
利多卡因	1.5~2.0	400	5~15	80~120
丁哌卡因	0.5~0.75	150	10~20	165~225
左丁哌卡因	0.5~0.75	150	10~20	150~225
罗哌卡因	0.5~10	200	10~20	140~180

（四）应用局麻药的注意事项

1. 局麻药浓度的选择

决定硬膜外阻滞范围的最主要因素是局麻药的容量，决定阻滞程度和作用持续时间的主要因素是局麻药的浓度。根据穿刺部位和手术要求不同，对麻醉药浓度应作适当选择。以利多卡因为例，颈胸部手术以 1%~1.3% 为宜，浓度过高可引起膈肌麻痹；用于腹部手术为达到腹肌松弛，需用 1.5%~2% 浓度。此外，浓度选择还与患者一般情况有关，健壮患者所需浓度宜偏高，虚弱或老年患者浓度应降低，婴幼儿应用 1% 以内的浓度即可取得满意效果。

2. 注药方法

一般可按下列顺序给药：①试验剂量：一般为 2% 利多卡因 3~5 mL，目的在于排除意外进入蛛网膜下隙的可能。如果注药后 5 分钟内出现下肢痛觉和运动消失，以及血压下降等症状，提示局麻药已进入蛛网膜下隙，严重时可发生全脊麻，应立即进行抢救。此外，从试验剂量所出现的阻滞范围及血压波动幅度，可了解患者对药物的耐受性，以指导继续用药的剂量。②追加剂量：注入试验剂量 5 分钟后，如无蛛网膜下隙阻滞征象，方可注入追加剂量。虽然追加剂量的大小因人而异，给药方法也有不同，但阻滞范围应能满足手术的要求。试验剂量和追加剂量之和称初量。③维持量：术中患者由无痛转而出现痛感，肌肉由松弛转为紧张，应考虑局麻药的阻滞作用开始减退，可追加维持量，一般为初量的 1/3~1/2。

（五）硬膜外间隙穿刺术

1. 体位

分侧卧位及坐位两种，临床上主要采用侧卧位，具体要求与蛛网膜下隙阻滞法相同。

2. 穿刺点的选择

穿刺点应根据手术部位选定，一般取支配手术范围中央的脊神经相应棘突间隙。为确定各棘突的位置，可参考下列体表解剖标志：①颈部最大突起的棘突为第 7 颈椎棘突；②两侧肩胛冈连线为第 3 胸椎棘突；③肩胛角连线为第 7 胸椎棘突；④两侧髂嵴最高点的连线为第 4 腰椎棘突或腰$_{4~5}$ 棘突间隙。临床上可用第 7 颈椎棘突作为标志向尾侧顺数，或以第 4 腰椎棘突为标志向头侧倒数，即可测得穿刺间隙。

3. 穿刺术

包括直入法和侧入法两种。颈椎、胸椎上段及腰椎的棘突呈平行排列，多主张用直入法；胸椎中下段的棘突呈叠瓦状，间隙狭窄，穿刺困难时可用侧入法。老年人棘上韧带钙化，脊柱弯曲受限者，一般宜用侧入法。

（1）直入法：在选定的棘突间隙靠近下棘突的上缘处作皮丘，然后再作深层浸润，局麻必须完善，否则疼痛可引起反射性背肌紧张，增加穿刺困难。针的刺入位置必须在脊柱的正中矢状线上。针尖所经的组织层次与腰麻时一样，穿透黄韧带时有阻力骤然消失感，提示进入硬膜外间隙。

（2）侧入法：侧入法是在棘突间隙中轴线的中点旁开 1.5 cm 处进针，避开棘上韧带和棘间韧带，经黄韧带进入硬膜外间隙。操作步骤：在选定的棘突间隙靠近下棘突旁开 1.5 cm 处作皮丘、皮下及肌肉浸润。穿刺针与皮肤成 45°～75°角对准棘突间孔刺入，经棘突间孔刺破黄韧带进入硬膜外间隙。

4. 硬膜外间隙的确定

穿刺针到达黄韧带后，根据阻力突然消失、负压的出现以及无脑脊液流出等现象，即可判断穿刺针已进入硬膜外间隙。

（1）阻力突然消失：当穿刺针抵达黄韧带时，阻力增大，并有韧性感；将针芯取下，接上注射器，推动注射器芯，有回弹感觉，表明针尖已抵达黄韧带；

继续缓慢进针，一旦穿破黄韧带，即有阻力顿时消失的"落空感"，同时注入生理盐水无阻力，表示针尖已进入硬膜外间隙。

（2）负压现象：临床上常用负压现象来判断硬膜外间隙。当穿刺针抵达黄韧带时，拔除穿刺针芯，在针蒂上悬挂一滴生理盐水，继续缓慢进针。当针尖穿透黄韧带而进入硬膜外间隙时，可见悬滴被吸入，此即为负压现象的悬滴法。负压现象于颈胸段穿刺时比腰段清楚。

确定针尖已进入硬膜外间隙后，即可经针蒂置入硬膜外导管。置管前应根据拟定的置管方向调整好针尖斜面的方向。导管置入长度以 3~5 cm 为宜。

5. 置管操作步骤

①置管时应先测量从穿刺点皮肤到硬膜外间隙的距离，即将穿刺针全长减去针蒂至皮肤的距离即得。②操作者以左手背贴于患者背部，以拇指和食指固定针蒂，右手持导管的头端，经针蒂插入针腔。进至 10 cm 处稍有阻力，表示导管已到达针尖斜口，稍用力推进，导管即可滑入硬膜外间隙，继续缓慢插入 3~5 cm，至导管的 15 cm 刻度处停止。③拔针时，应一手退针，另一手固定好导管，以防将导管带出。在拔针过程中不要随意改变针尖的斜口方向，以防斜口割断导管。④调整好导管在硬膜外的长度。如置入过长，可轻轻将导管向外退拉至预定的刻度。⑤导管尾端接上注射器，注入少许生理盐水，无阻力，回吸无血或脑脊液，表示导管通畅，位置正确，即可固定导管。

6. 置管注意事项

①导管已越过穿刺针斜口而遇阻力需将导管退出重插时，必须将导管与穿刺针一并拔出，切忌只拔导管，否则会有针尖斜口割断导管的危险。②插管过程中如患者出现肢体异感或弹跳，提示导管已触及脊神经根；异感严重者，应将穿刺针与导管一并拔出，重新穿刺置管。③导管内流出全血，提示导管已刺破硬膜外间隙静脉丛，可用含少量肾上腺素的生理盐水作冲洗，如仍流血时，应考虑另换

间隙作穿刺置管。

（六）硬膜外阻滞平面的调节

影响硬膜外阻滞平面的因素很多，其中最重要的是穿刺部位，如果选择不当，将导致阻滞范围不能满足手术要求。此外，导管的位置和方向、药物容量、注药速度、患者体位以及全身情况等均起重要作用。

1. 导管的位置和方向

向头端置管时，药物易向头侧扩散；向尾端置管时，药液多向尾侧扩散。如果导管偏于一侧，可出现单侧麻醉。如导管误入椎间孔，则只能阻滞单根脊神经。

2. 药物容量和注药速度

容量愈大，注药速度愈快，阻滞范围愈广，反之则阻滞范围较窄。

3. 体位

硬膜外间隙注入药物，其扩散很少受体位的影响，故临床可不必调整体位。

4. 患者情况

婴幼儿硬膜外间隙窄小，药物易向头侧扩散，所需药物量小。老年人硬膜外间隙缩小，椎间孔狭窄甚至闭锁，药物的外溢减少，阻滞范围容易扩大，用药量须适当减少。临床操作时，可先注射 2~4 mL 作为试验量，观察阻滞范围大小后再酌情分次减量追加药物。妊娠后期，由于下腔静脉受压，硬膜外间隙静脉充盈，间隙相对变小，药物容易扩散，用药量也应减少。有些病理因素，如全身情况差、脱水、血容量不足、腹内压增高，可加速药物扩散，用药量应格外慎重。

（七）硬膜外阻滞术中患者的管理

硬膜外间隙注入局麻药 5~10 分钟内，在穿刺部位的上下各 2、3 节段的皮肤支配区可出现感觉迟钝，20 分钟内阻滞范围可扩大到所预期的范围，麻醉也趋完全。由此可引起一系列生理扰乱，最常见的是血压下降、呼吸抑制和恶心呕吐。因此，术中应注意麻醉平面，密切观察病情变化，及时进行妥善处理。

1. 血压下降

多发生于胸段硬膜外阻滞，由于内脏大小神经麻痹，导致腹内血管扩张，回心血量减少而血压下降，同时副交感神经功能相对亢进，可出现心动过缓。这些变化多于注药后 20 分钟内出现，应先行输液补充血容量，必要时静注麻黄碱 10~15 mg 或去氧肾上腺素 25~50 mg，可获得满意效果。

2. 呼吸抑制

阻滞平面低于凡对呼吸功能影响很小。颈部及上胸部硬膜外阻滞时，由于肋间肌和膈肌不同程度麻痹，可出现呼吸抑制。此外，颈胸部硬脊膜外隙相对较小，故应采用小剂量、低浓度局麻药，以减少对运动神经的阻滞。术中必须仔细观察患者呼吸，并做好急救准备。

3. 恶心呕吐

硬膜外阻滞并不能消除牵拉内脏所引起的牵拉痛或牵拉反射，患者常出现胸闷不适，甚至烦躁、恶心、呕吐，必要时可静注辅助药物加以控制，如芬太尼（50 μg）。

二、硬膜外阻滞的并发症

（一）穿破硬脊膜

1. 原因

硬膜外穿刺时穿破硬脊膜的原因有操作因素，也有患者本身的因素。

（1）操作因素：①硬膜外穿刺是一种盲探性操作技术，初学者在穿刺时可能对椎间不同韧带的层次感体会不深；②麻醉科医师在穿刺时进针过快，或遇到骨质而突然滑入；③导管质地过硬，也可增加穿破硬脊膜的可能性，且不容易被发现。

（2）患者因素：①多次接受硬膜外阻滞，由于反复创伤、出血或药物的化学刺激，硬膜外间隙因粘连而变窄，往往在穿刺针穿过黄韧带时即可同时穿破硬脊膜；②脊柱畸形、病变、腹内巨大肿块或腹水，脊柱不易弯曲而造成穿刺困难，反复试探性穿刺时有可能穿破硬脊膜；③老年人韧带钙化，常在穿过黄韧带后滑入蛛网膜下隙，故老年人穿破率比年轻人高 2 倍；④因先天性硬脊膜菲薄，可致穿破率增加；⑤小儿由于其硬膜外间隙较成人更为狭窄，操作更加困难，且必须在全麻或基础麻醉下进行，更易穿破硬脊膜。

2. 处理

一旦硬脊膜被穿破，应改换其他麻醉方法，如全麻或神经阻滞。如穿刺点在腰$_2$以下，手术区域在下腹部、下肢或肛门会阴区者，可慎用蛛网膜下隙阻滞。

（二）穿刺针或导管误入血管

1. 硬膜外间隙

有丰富的血管丛，穿刺针或导管误入血管并不罕见。尤其是足月妊娠者，因硬膜外间隙静脉怒张，发生率更高。误入血管会因穿刺针或导管内出血而被发现，少数病例因导管开口处被凝血块阻塞而不易被发现，注药时小凝血块被推开，局麻药便直接注入血管内而发生毒性反应。

2. 预防措施

①导管宜从正中入路置入；②导管置放后注局麻药前应轻轻抽吸，验证有无血液；③常规通过导管注入试验剂量局麻药；④导管及盛有局麻药的注射器内如有血染，应警惕导管进入血管内的可能。

3. 处理

如遇血液由穿刺针或导管流出，可将导管退出 1 cm 并以生理盐水 10 mL 冲洗，多可停止或缓解；不能缓解者，或改变间隙重新穿刺，或改为其他麻醉方法。但有凝血障碍者，有发生硬膜外血肿的危险，术后应密切观察，及时发现和处理。如果导管进入血管内而未及时发现，注入局麻药而引起局麻药毒性反应者，应立即按局麻药毒性反应处理。

（三）导管折断

1. 原因

①遇导管尖端越过穿刺针斜面后不能继续进入时，若试图仅将导管退出，导管可能被穿刺针的斜面切断；②骨关节炎患者，椎板或棘间韧带将导管夹住，出现拔管困难，若强力拔出会拉断导管；③导管折叠、导管在硬膜外间隙圈绕成结，导管拔出困难。遇此情况，须切开各层组织直至折叠或圈结部位，始能取出。

2. 处理

由于导管残端可能在硬膜外间隙，也可能在软组织内，难以定位，采取手术取出的创伤较大，手术也不一定能成功。因此，一般都不主张马上手术取出。残留导管一般不会引起并发症，但事发后应告知患者，消除顾虑，取得理解和配合，同时予以仔细观察和随访。如果术毕即发现导管断端在皮下，可在局麻下作切口取出。

（四）全脊麻

行硬膜外阻滞时，如穿刺针或硬膜外导管误入蛛网膜下隙而未能及时发现，超过腰麻数倍量的局麻药注入蛛网膜下隙，可产生异常广泛的阻滞，产生全脊麻。临床表现为全部脊神经支配的区域均无痛觉、低血压、意识丧失及呼吸停止。全脊麻的症状及体征多在注药后短时间内出现，若处理不及时可能发生心搏骤停。因此，应严格操作规程，不能省略"试验剂量"。

处理原则：①维持患者呼吸和循环功能。如患者神志消失，应行气管插管和机械通气，加速输液，必要时给予血管活性药升高血压；②如出现心搏骤停，应立即行心肺复苏。

（五）脊神经根或脊髓损伤

1. 脊神经根损伤

可因穿刺针直接损伤神经根。穿刺过程中如患者主诉有电击样痛，并向一侧肢体传导，应停止进针，避免加重损伤。脊神经根损伤以后根为主，临床表现为受损神经根分布区域烧灼感或疼痛，如损伤胸脊神经根则呈"束带样痛"，四肢呈条形分布，可表现为感觉减退或消失。根痛症状的典型伴发现象是脑脊液冲击征，即咳嗽、喷嚏或用力憋气时疼痛或麻木加重。根痛以损伤后 3 天之内最剧，然后逐渐减轻，2 周内多数患者缓解或消失，遗留片状麻木区也可持续数月以上，可采用对症处理。

2. 脊髓损伤

穿刺针或导管也可直接损伤脊髓，当触及脊髓时，患者肢体有电击样异感。轻者数分钟消失，重者异感持续不退，应放弃阻滞麻醉，以免加重神经并发症。若导管插入脊髓或局麻药注入脊髓，可造成严重损伤，甚至横贯性损伤，患者立即感剧痛，偶有一过性意识障碍，完全松弛性截瘫。脊髓横贯性损伤时血压偏低而不稳定。严重损伤所致的截瘫预后不良。

脊髓损伤早期与脊神经根损伤的鉴别：①脊神经根损伤当时有"触电"或痛感，而脊髓损伤时为剧痛，偶伴一过性意识障碍；②脊神经根损伤以感觉障碍为主，有典型"根痛"，很少有运动障碍；③脊神经根损伤后感觉缺失仅限于1~2 根脊神经支配的皮区，与穿刺点棘突的平面一致；而脊髓损伤的感觉障碍与穿刺点不在同一平面，颈部低一节段，上胸部低两节段，下胸部低三节段。

（六）硬膜外血肿

硬膜外间隙有丰富的静脉丛，穿刺出血率约为 2%～6%，但形成血肿出现并发症者，发生率仅 0.0013%~0.006%。形成血肿的直接原因是穿刺针和置入导管的损伤，如患者合并凝血功能障碍或服用抗凝药物，则硬膜外血肿发生的概率增加。硬膜外血肿虽然罕见，但在硬膜外阻滞并发截瘫的原因中却占首位。

临床表现：开始时背痛，短时间后出现肌无力及括约肌障碍，发展至完全截瘫。硬膜外阻滞后若出现麻醉作用持久不退，或消退后再度出现感觉减退、肌无力甚至截瘫等，为血肿形成压迫脊髓的征兆；椎管造影、CT 或磁共振对于明确诊断及阻塞部位很有帮助；脑脊液检查仅蛋白含量略高，压颈试验提示椎管阻塞。

预后取决于早期诊断和及时手术，如确诊后尽早（8 小时内）行椎板减压术，清除血肿，症状多可缓解，预后较好。如超过 12 小时再行手术，恢复可能性极小。因此，对有凝血障碍及正在使用抗凝治疗的患者，应避免应用硬膜外阻滞；穿刺操作时应强调避免暴力及反复穿刺。

三、骶管阻滞

骶管阻滞是经骶裂孔穿刺，将局麻药注入骶管腔内以阻滞骶脊神经，属硬膜外阻滞。适用于直肠、肛门及会阴部手术，也用于婴幼儿及学龄前儿童的腹部手术。

（一）穿刺点定位方法

从尾骨尖沿中线向头方向 3~4 cm 处（成人），可触及一有弹性的 V 形凹陷，凹陷两旁可触到蚕豆大骨质隆起的骶角，位于两骶角连线中点的凹陷即为穿刺点——骶裂孔。髂后上棘连线处在第 2 骶椎平面，是硬脊膜囊的终止部位，骶管穿刺针如越过此连线，即有误入蛛网膜下隙发生全脊麻的危险。

（二）穿刺与注药

患者取侧卧位或俯卧位。侧卧位时，腰背应尽量向后弓曲，双膝屈向腹部。

俯卧位时，髋部需垫厚枕以抬高骨盆，暴露骶部。于骶裂孔中心做皮内小丘，但不做皮下浸润，否则将使骨质标志不清，妨碍穿刺点定位。将穿刺针垂直刺进皮肤，当刺破骶尾韧带时可有阻力消失感觉。此时将针干向尾侧倾斜，与皮肤呈30°~45°角顺势推进 2 cm 即可到达骶管腔。接上注射器，抽吸无脑脊液，注射生理盐水和空气无阻力，也无皮肤隆起，证实针尖确在骶管腔内，即可注入试验剂量。

观察 5 分钟内无蛛网膜下隙阻滞现象，即可分次注入其余药液。

穿刺成功的要点在于掌握好穿刺针的方向。如果针与尾侧皮肤角度过小，即针体过度放平，针尖可在骶管的后壁受阻；若角度过大，针尖常可触及骶管前壁。

穿刺时如遇骨质，不宜用暴力，应退针少许，调整针体倾斜度后再进针，以免引起剧痛和损伤骶管静脉丛。当抽吸有较多回血时，应放弃骶管阻滞，改用腰部硬膜外阻滞。

（三）常用局麻药

常采用 1%~1.5%利多卡因、0.5%丁哌卡因或 0.5%罗哌卡因，注入局麻药15~20 mL 即可满足骶管阻滞的麻醉效果。

（四）并发症

骶管腔内有丰富的静脉丛，穿刺时容易出血。对局麻药的吸收也快，易产生局麻药毒性反应。如注药过快，则可能导致眩晕和头痛。因骶裂孔解剖变异较多，故阻滞的失败率较高。由于骶神经阻滞时间较长，术后尿潴留较多。

第四节 蛛网膜下隙-硬膜外联合阻滞

蛛网膜下隙-硬膜外联合阻滞（combined spinal-epidural anesthesia，CSEA；简称腰麻-硬膜外联合阻滞）近年来已广泛应用于经腹、盆腔手术，并取得满意效果。经腹、盆腔手术要求麻醉应充分镇痛与肌松，因此常需较广泛阻滞，麻醉上界需达 T_6，下界需达 S_4，手术时间长。如采用硬膜外阻滞，需选用双管法连续硬膜外阻滞，此法不仅操作复杂，局麻药用量也多，部分患者仍存在盆腔内脏牵拉反应，常需辅助大量镇痛药方能完成手术操作。腰麻-硬膜外联合阻滞既保留了腰麻起效快、镇痛完善与肌松良好的优点，也便于调节麻醉平面，防止麻醉平面过高。经硬膜外导管追加局麻药可弥补单纯腰麻阻滞平面不足或阻滞时间不够的缺点。

腰麻-硬膜外联合阻滞可选用两点穿刺法，也可采用一点穿刺方法。既向蛛网膜下隙注药，同时也经此穿刺针置入硬膜外导管。两点法穿刺时，先根据手术部位选择合适的穿刺间隙行硬膜外穿刺，留置硬膜外导管备用；然后再于 $L_{2~3}$ 或 $L_{3~4}$ 行蛛网膜下隙穿刺，注局麻药行腰麻。一点穿刺法时，应用特制的联合穿刺针选择经 $L_{2~3}$ 间隙穿刺。当硬膜外穿刺成功后，用 25 G 腰麻针经硬膜外穿刺针管腔内行腰麻穿刺；当脑脊液流出后，将所需局麻药注入蛛网膜下隙（腰麻）；然后退出腰麻穿刺针，再经硬膜外穿刺针向头端置入硬膜外导管 3~5 cm，置管后将硬膜外穿刺针退出，并将硬膜外导管妥为固定。

腰麻-硬膜外联合阻滞时所用的腰麻穿刺针较细，注药时间需 45~60 秒，但腰麻与硬膜外用药量均较两点穿刺法为少。一点穿刺法对患者的损伤小，由于采用 25 G 腰麻穿刺针，术后头疼发生率也明显减低。

第八章　全身麻醉

麻醉药经呼吸道吸入或静脉、肌内注射进入人体，产生中枢神经系统的抑制，临床表现为神志消失、全身的痛觉丧失、遗忘、反射抑制和一定程度的肌肉松弛，这种方法称为全身麻醉。麻醉药对中枢神经系统抑制的程度与血液内的药物浓度有关，并且可以调控。这种抑制是完全可逆的，当药物被代谢或从体内排出后，患者的神志、感觉和各种反射逐渐恢复。为了确保患者的安全，全身麻醉时一般都要求建立人工气道。对于短小手术、容易保持气道通畅者，也可不建立人工气道。由于患者呼吸道的通畅性没有保障，且不易实施有效的人工呼吸，因此不建立人工气道的全身麻醉可能更危险。全身麻醉不同于普通的睡眠，全身麻醉对中枢神经系统，呼吸、循环系统以及对伤害性刺激的反应等均产生不同程度的抑制，甚至消失。

第一节　全身麻醉药

根据用药途径和药物的作用机制不同，可将全身麻醉药分为吸入麻醉药、静脉麻醉药。肌肉松弛药（简称"肌松药"）和麻醉性镇痛药一般视为全麻辅佐用药。

一、吸入麻醉药

吸入麻醉药是指经呼吸道吸入人体内并产生全身麻醉作用的药物。可用于全身麻醉的诱导和维持。

（一）理化性质与药理性能

现今常用的吸入麻醉药多为卤素类，经呼吸道吸入后，通过与脑细胞膜的相互作用而产生全身麻醉作用。吸入麻醉药的强度是以最低肺泡浓度（minimum alveolar concentration，MAC）来衡量的。MAC 是指某种吸入麻醉药在一个大气压下与纯氧同时吸入时，能使 50% 患者在切皮时不发生摇头、四肢运动等反应时的最低肺泡浓度。因为 MAC 是不同麻醉药的等效价浓度，所以能反映麻醉药的效能，麻醉药的 MAC 越小其麻醉效能越强。吸入麻醉药的油/气分配系数（即脂溶性）和血/气分配系数（即药物在血液中的溶解度）对其药理性能有明显影响。吸入麻醉药的强度与其油/气分配系数呈正比关系，油/气分配系数越高，麻醉强度越大，MAC 则越小。麻醉深度与脑内吸入麻醉药的分压相关，当肺泡、血液和脑组织中的吸入麻醉药分压达到平衡时，肺泡药物浓度（F_A）则可反映吸入麻醉药在脑内的分布情况。吸入麻醉药的可控性与其血/气分配系数相关，血/气分配系数越低者，在肺泡、血液和脑组织中的分压达到平衡状态的时间越短，因而在中枢神经系统内的浓度越容易控制。因此，氧化亚氮（笑气）、地氟烷和七氟烷的血/气分配系数较低，其诱导和恢复的速度都较快。

（二）影响肺泡药物浓度的因素

吸入麻醉药是通过麻醉机以流经吸入麻醉药蒸发器的新鲜气流为载体，将麻醉药带入呼吸环路进入呼吸道和肺泡内，使肺泡中吸入麻醉药的分压上升。在分压差的驱动下，吸入麻醉药以弥散的方式跨过肺泡膜进入流经肺泡的血液内（即肺循环对药物的摄取），并通过血液循环将药物转运到中枢神经系统或其他组织。停止吸入麻醉药后，吸入麻醉药又以弥散方式由体内各器官和组织进入静脉血，弥散到肺泡气内，再经过呼吸道排出到体外。肺泡药物浓度（F_A）是指吸入麻醉药在肺泡内的浓度，而吸入药物浓度（F_I）是指从环路进入呼吸道的药物浓度。临床上常以 F_A 和 F_A/F_I 来比较不同药物肺泡浓度上升的速度。F_A 和 F_A/F_I

的上升速度取决于麻醉药的输送和由肺循环摄取的速度。影响因素有：

1. 通气效应

肺泡通气量增加，可将更多的药物输送到肺泡以补偿肺循环对药物的摄取，结果加速了 F_A 升高和 F_A/F_I 上升的速度。药物的血/气分配系数越大，被血液摄取量也越多。因此，对于血/气分配系数大的药物来说，通气量增加对 F_A 升高和 FA/F_I 上升的影响则更明显。

2. 浓度效应

吸入药物浓度（F_I）不仅可影响 F_A 的高低，而且影响 F_A 上升的速度，即 F_I 越高，F_A 上升越快，称为浓度效应。假如吸入浓度为 100%（为假设的理论数值，因为还需同时吸氧），F_A 上升非常快。因为这时 F_A 只取决于肺泡通气时向肺内输送气体的速度，肺循环对药物的摄取已不能限制 F_A/F_I 的上升速度。

3. 心排出量（CO）

麻醉药是在分压差的驱动下，以弥散方式由肺泡向血液转移的。在肺泡通气量不变时，心排出量增加，通过肺循环的血流量也增加，被血液摄取并移走的麻醉药也增加，结果 F_A 上升减慢。心排出量对 F_A 的影响，还与药物的血/气分配系数有关，血/气分配系数越大，心排出量增加引起的血液摄取量也越多，F_A 降低也越明显。

4. 血/气分配系数

血/气分配系数越高，被血液摄取的麻醉药越多，F_A 上升减慢，麻醉诱导期延长，麻醉恢复也较慢。从临床角度讲，血/气分配系数越低表示麻醉诱导期 F_A 上升快，麻醉恢复期 F_A 降低快，肺泡、血液和脑组织之间容易达到平衡，麻醉深度容易控制。吸入麻醉药的可控性与血/气分配系数呈反比关系。

5. 麻醉药在肺泡和静脉血中的浓度差（F_{A-v}）

F_{A-v} 越大，肺循环摄取的药量越多，即肺血从肺泡带走的麻醉药越多。在麻醉诱导早期，混合静脉血中的麻醉药接近零，F_{A-V} 很大，促进了血液对麻醉药的摄取。随着麻醉的加深和时间的延长，静脉血中麻醉药浓度增加，使 F_{A-V} 降低，摄取速度减慢，摄取量亦减少，最终达到相对稳定状态。

（三）代谢和毒性

大多数吸入麻醉药的脂溶性较大，很难以原型由肾脏排出，绝大部分由呼吸道排出，仅小部分在体内代谢后随尿排出。药物的主要代谢场所是肝脏，细胞色素 P450 是重要的药物氧化代谢酶，能加速药物的氧化代谢过程。此外，有些药物具有药物代谢酶诱导作用，可加快其自身代谢速度。药物的代谢过程及其代谢产物对肝脏和肾脏的功能都有不同程度的影响，影响的程度与药物代谢率和代谢中间产物及最终产物的毒性有关。一般来说，药物的代谢率越低，其毒性也越低。因此，对慢性肾功能不全或应用酶诱导药物者，应慎用卤素类吸入麻醉药。

（四）常用吸入麻醉药

1. 氧化亚氮（nitrousoxide，N_2O，笑气）

为麻醉性能较弱的气体麻醉药，氧化亚氮对心肌有一定的直接抑制作用，但对心排出量、心率和血压都无明显影响，可能与其可兴奋交感神经系统有关。对肺血管平滑肌有收缩作用，使肺血管阻力增加而导致右房压升高，但对外周血管阻力无明显影响。对呼吸有轻度抑制作用，使潮气量降低和呼吸频率加快，但对呼吸道无刺激性，对肺组织无损害。因其血/气分配系数很低，肺泡浓度和吸入浓度的平衡速度非常快，肺泡通气量或心排出量的改变对肺循环摄取 N_2O 的速度无明显影响。N_2O 可引起脑血流量增加而使颅内压轻度升高。N_2O 几乎全部以原型由呼吸道排出，对肝肾功能无明显影响。

临床应用：常与其他全麻药复合应用于麻醉维持，常用吸入浓度为 50%~70%。吸入 50% N_2O 可用于牙科或产科镇痛。麻醉时必须维持吸入氧浓度（FiO_2）高于 0.3，以免发生低氧血症。在 N_2O 麻醉恢复期有发生弥散性缺氧的可能，停止吸 N_2O 后应吸纯氧 5～10 分钟。N_2O 可使体内封闭腔（如中耳、肠腔等）内压升高，因此气胸、肠梗阻、体外循环以及胸腔镜、腹腔镜等手术不宜应用。

2. 恩氟烷

麻醉性能较强。恩氟烷对中枢神经系统（CNS）有抑制作用，随着吸入浓度逐渐升高（>3%），脑电图（EEG）可出现癫痫样棘波和爆发性抑制。对心肌收缩力有抑制作用，引起血压、心排出量和心肌氧耗量降低。对外周血管有轻度舒张作用，导致血压下降和反射性心率增快。虽然恩氟烷也可引起心肌对儿茶酚胺的敏感性增加，但肾上腺素的用量达 4.5 $\mu g/kg$ 时仍不至引起心律失常。对呼吸道无刺激性，不引起唾液和气道分泌物的增加。对呼吸的抑制作用较强，表现为潮气量降低和呼吸频率增快。可增强非去极化肌松药的作用。主要代谢产物 F^- 有肾毒性，长期应用异烟肼治疗者及肥胖患者吸入恩氟烷后，血浆中的 F^- 浓度可增加；但一般临床麻醉后，血浆 F^- 浓度低于肾毒性阈值。

临床应用：常用于麻醉的维持，维持期的吸入浓度为 0.5%～2%。恩氟烷可使眼内压降低，对眼内手术有利。因深麻醉时脑电图显示癫痫样发作，临床表现为面部及肌肉抽搐，因此有癫痫病史者应慎用。

3. 异氟烷

麻醉性能强。异氟烷在低浓度时对脑血流无影响，高浓度时（>1MAC）可使脑血管扩张、脑血流增加和颅内压升高。对心肌收缩力的抑制作用较轻，对心排出量的影响较小，但可明显降低外周血管阻力而降低动脉压；不增加心肌对外源性儿茶酚胺的敏感性。对呼吸有轻度抑制作用，对支气管平滑肌有舒张作用。可增强非去极化肌松药的作用。代谢率很低，最终代谢产物为三氟乙酸。临床麻醉时血浆最高 F^- 浓度低于 10 $\mu mol/L$；应用酶诱导剂时，肝内代谢和 F^- 浓度无明显增加。因此，对肝肾功能无明显影响。

临床应用：常用于麻醉的维持。吸入浓度为 0.5%～2% 时，可保持循环功能稳定；停药后苏醒较快，约 10～15 分钟。因其对心肌收缩力抑制轻微，而对外周血管扩张明显，因而可用于控制性降压。

4. 七氟烷

麻醉性能较强。七氟烷对 CNS 有抑制作用，对脑血管有舒张作用，可引起颅内压升高。对心肌收缩力有轻度抑制，可降低外周血管阻力，引起动脉压和心排出量降低。对心肌传导系统无影响，不增加心肌对外源性儿茶酚胺的敏感性。在 1.5 MAC 以上时对冠状动脉有明显舒张作用，有引起冠脉窃流的可能。对呼吸道无刺激性，不增加呼吸道的分泌物。对呼吸的抑制作用比较强，对气管平滑肌有舒张作用。可增强非去极化肌松药的作用，并延长其作用时间。主要在肝脏代谢，产生 F^- 和有机氟，临床麻醉后，血浆 F^- 浓度一般为 20～30 μmol/L，低于肾毒性阈值。

临床应用：可用于麻醉诱导和维持。用面罩诱导时，呛咳和屏气的发生率很低。维持麻醉浓度为 1.5%～2.5% 时，循环稳定。麻醉后清醒迅速，清醒时间在成人平均为 10 分钟，小儿为 8.6 分钟。苏醒过程平稳，恶心和呕吐的发生率低。但在钠石灰中可发生分解，尤其在钠石灰干燥和温度升高时。

5. 地氟烷

麻醉性能较弱。可抑制大脑皮层的电活动，降低脑氧代谢率；低浓度虽不抑制中枢对 CO_2 的反应，但过度通气时也不使颅内压降低；高浓度可使脑血管舒张，并降低其自身调节能力。对心肌收缩力有轻度抑制作用，对心率、血压和心排出量影响较轻；当浓度增加时，可引起外周血管阻力降低和血压下降。不增加心肌对外源性儿茶酚胺的敏感性。对呼吸有轻度抑制作用，可抑制机体对 $PaCO_2$ 升高的反应，对呼吸道也有轻度刺激作用。对神经肌肉接头有抑制作用，可增强非去极化肌松药的效应。几乎全部由肺排出，除长时间或高浓度应用外，其体内代谢率极低，因而其肝、肾毒性很低。

临床应用：可单独以面罩诱导，也可单独或与 N_2O 合用维持麻醉，麻醉深度可控性强，肌松药用量减少。因对循环功能的影响较小，对心脏手术或心脏病患者行非心脏手术的麻醉或可更为有利。因其诱导和苏醒迅速，也适用于门诊手术患者的麻醉，而且恶心和呕吐的发生率明显低于其他吸入麻醉药。但需要特殊的蒸发器，价格也较贵。

二、静脉麻醉药

经静脉注射进入体内，通过血液循环作用于中枢神经系统而产生全身麻醉作用的药物，称为静脉麻醉药。其优点为诱导快，对呼吸道无刺激，无环境污染。常用静脉麻醉药有：

（一）硫喷妥钠

为超短效巴比妥类静脉全麻药。常用浓度为 2.5%，其水溶液呈强碱性，pH为 10～11。硫喷妥钠容易透过血脑屏障，增强脑内抑制性递质 γ-氨基丁酸（GABA）的抑制作用，从而影响突触的传导，抑制网状结构的上行激活系统。小剂量静脉注射有镇静、催眠作用；剂量稍大（3～5 mg/kg）时，20秒内即可使患者入睡。可降低脑代谢率及氧耗量，降低脑血流量和颅内压。有直接抑制心肌及扩张血管作用而使血压下降，血压下降程度与所用剂量及注射速度有关；在合并低血容量或心功能障碍者，血压降低则更加显著。有较强的中枢性呼吸抑制作用，表现为潮气量降低和呼吸频率减慢，甚至呼吸暂停。可抑制交感神经而使副交感神经作用相对增强，使咽喉及支气管的敏感性增加，因此对喉头、气管或支气管的刺激，容易引起喉痉挛及支气管痉挛。主要在肝脏代谢降解，肝功能障碍者的麻醉后清醒时间可能延长。

临床应用：①全麻诱导：常用剂量为 4～6 mg/kg，辅以肌松药即可完成气管内插管；②控制惊厥：静注 2.5% 溶液 1~2 mg/kg；③小儿基础麻醉。

（二）氯胺酮

为苯环己哌啶的衍生物，易溶于水，水溶液 pH 为 3.5~5.5。主要选择性抑制大脑联络径路和丘脑–新皮质系统，兴奋边缘系统，而对脑干网状结构的影响较轻。镇痛作用显著；静脉注射后 30~60 秒患者意识消失，作用时间约 15~20 分钟；肌内注射后约 5 分钟起效，15 分钟作用最强。可增加脑血流量、颅内压及脑代谢率。氯胺酮有兴奋交感神经作用，使心率增快、血压及肺动脉压升高；而对低血容量性休克及交感神经呈高度兴奋者，氯胺酮可呈现心肌抑制作用。对呼吸的影响较轻，但用量过大或注射速度过快，或与其他麻醉性镇痛药伍用时，可引起显著的呼吸抑制，甚至呼吸暂停。氯胺酮可使唾液和支气管分泌物增加，对支气管平滑肌有松弛作用。主要在肝脏内代谢，代谢产物去甲氯胺酮仍具有一定生物活性，最终代谢产物由肾脏排出。

临床应用：全麻诱导剂量为 1~2 mg/kg（静脉注射）；麻醉维持量为 15~45 μg/（kg·min）小儿基础麻醉时，肌注 5~10 mg/kg 可维持麻醉 30 分钟左右。主要副作用：可引起一过性呼吸暂停；幻觉、噩梦及精神症状；眼内压和颅内压升高。

（三）依托咪酯

为短效催眠药，无镇痛作用，作用方式与巴比妥类近似。起效快，静脉注射后约 30 秒患者意识即可消失，1 分钟时脑内浓度达峰值。可降低脑血流量、颅内压及脑代谢率。对心率、血压及心排出量的影响均很小；不增加心肌氧耗量，并有轻度冠状动脉扩张作用。对呼吸的影响明显轻于硫喷妥钠。主要在肝脏内水解，代谢产物不具有活性。对肝肾功能无明显影响。

临床应用：主要用于全麻诱导，适用于年老体弱和危重患者的麻醉，一般剂量为 0.15~0.3 mg/kg。副作用：注射后常发生肌阵挛；对静脉有刺激性；术后易发生恶心、呕吐；反复用药或持续静滴后可能抑制肾上腺皮质功能。

（四）丙泊酚（propofol，异丙酚）

具有镇静、催眠作用，有轻微镇痛作用。起效快，静脉注射 1.5~2 mg/kg 后 30~40 秒患者即入睡，维持时间仅为 3~10 分钟，停药后苏醒快而完全。可降低脑血流量、颅内压和脑代谢率。丙泊酚对心血管系统有明显的抑制作用，抑制程度比等效剂量的硫喷妥钠为重。主要表现为对心肌的直接抑制作用及血管舒张作用，结果导致明显的血压下降、心率减慢、外周阻力和心排出量降低。当大剂量、快速注射，或用于低血容量者及老年人时，有引起严重低血压的危险。对呼吸有明显抑制作用，表现为潮气量降低和呼吸频率减慢，甚至呼吸暂停，抑制程度与剂量相关。经肝脏代谢，代谢产物无生物活性。反复注射或静脉持续输注时体内有蓄积，但对肝肾功能无明显影响。

临床应用：全麻静脉诱导，剂量为 1.5~2.5 mg/kg。可静脉持续输注与其他全麻药复合应用于麻醉维持，用量为 6~10 mg/（kg·h）。用于门诊手术的麻醉具有较大优越性，用量约为 2 mg/（kg·h），停药后 10 分钟患者可回答问题。副作用：对静脉有刺激作用；对呼吸有抑制作用，必要时应行人工辅助呼吸；麻醉后恶心、呕吐的发生率约为 2%~5%。

三、肌肉松弛药

肌肉松弛药（muscle relaxants）简称肌松药，能阻断神经肌肉传导功能而使骨骼肌松弛。自从 1942 年筒箭毒碱首次应用于临床后，肌松药就成为全麻用药的重要组成部分。但是，肌松药只能使骨骼肌麻痹，而不产生麻醉作用。肌松药不仅便于手术操作，也有助于避免深麻醉带来的危害。

（一）作用机制和分类

神经肌肉接头处包括突触前膜、突触后膜和介于前后膜之间的突触裂隙。在生理状态下，当神经兴奋传至运动神经末梢时，引起位于神经末梢内的囊泡破裂，将递质乙酰胆碱向突触裂隙释放，并与突触后膜的乙酰胆碱受体相结合，引起突触后膜去极化而诱发肌纤维的收缩。肌松药主要在接合部干扰了正常的神经肌肉兴奋传递。根据干扰方式的不同，可将肌松药分为两类：去极化肌松药和非去极化肌松药。

1. 去极化肌松药

以琥珀胆碱为代表。琥珀胆碱的分子结构与乙酰胆碱相似，能与乙酰胆碱受体结合而引起突触后膜去极化和肌纤维成束收缩。但琥珀胆碱与受体的亲和力较强，而且在神经肌肉接头处不易被胆碱酯酶分解，因而作用时间较长，使突触后膜不能复极化而处于持续的去极化状态，对神经冲动释放的乙酰胆碱不再发生反应，结果产生肌肉松弛作用。当琥琅胆碱在接头部位的浓度逐渐降低，突触后膜发生复极化，神经肌肉传导功能才恢复正常。琥珀胆碱反复用药后，肌细胞膜虽可逐渐复极化，但受体对乙酰胆碱的敏感性降低，导致肌松作用时间延长，称为脱敏感阻滞。

作用特点：①使突触后膜呈持续去极化状态；②首次注药后，在肌松作用出现前，可有肌纤维成束震颤，是肌纤维不协调收缩的结果；③胆碱酯酶抑制药不仅不能拮抗其肌松作用，反而有增强效应。

2. 非去极化肌松药

以筒箭毒碱为代表。这类肌松药能与突触后膜的乙酰胆碱受体相结合，但不引起突触后膜的去极化。当突触后膜 75%~80%以上的乙酰胆碱受体被非去极化肌松药占据后，神经冲动虽可引起神经末梢乙酰胆碱的释放，但没有足够的受体与之相结合，突触后膜不能去极化，从而阻断神经肌肉的传导。肌松药和乙酰胆碱与受体竞争性结合，具有明显的剂量依赖性。当应用胆碱酯酶抑制药（如新斯的明）后，乙酰胆碱的分解减慢、浓度升高，可反复与肌松药竞争受体。一旦乙酰胆碱与受体结合的数量达到阈值时，即可引起突触后膜去极化、肌肉收缩。因此，非去极化肌松药的作用可被胆碱酯酶抑制药所拮抗。

作用特点：①阻滞部位在神经肌肉接头处，占据突触后膜上的乙酰胆碱受体；②神经兴奋时突触前膜释放乙酰胆碱的量并未减少，但不能发挥作用；③出现肌松作用前没有肌纤维成束收缩；④能被胆碱酯酶抑制药所拮抗。

（二）常用肌松药

1. 琥珀胆碱

为去极化肌松药，起效快，肌松作用完全且短暂。静脉注射后 15~20 秒即出现肌纤维震颤，在 1 分钟内肌松作用达高峰。静脉注射 1 mg/kg 后，可使呼吸暂停 4~5 分钟，肌张力完全恢复约需 10~12 分钟。对血流动力学的影响不明显，但可引起血清钾一过性升高，严重者可导致心律失常。不引起组胺释放，因而不引起支气管痉挛。可被血浆胆碱酯酶迅速水解，代谢产物随尿排出，以原型排出者不超过 2%。临床主要用于全麻时的气管内插管，用量为 1~2 mg/kg，由静脉快速注入。副作用为-有引起心动过缓及心律失常的可能；广泛骨骼肌去极化过程中，可引起血清钾升高；肌强直收缩时可引起眼内压、颅内压及胃内压升高；有的患者术后主诉肌痛。

2. 维库溴铵

为非去极化肌松药，肌松作用强，为泮库溴铵的 1~1.5 倍，但作用时间较短。起效时间为 2~3 分钟，临床作用时间为 25~30 分钟。其肌松作用容易被胆碱酯酶抑制药拮抗。在临床用量范围内，无组胺释放作用，也无抗迷走神经作用，因而适用于缺血性心脏病患者。主要在肝脏内代谢，代谢产物 3-羟基维库溴铵也有肌松作用。30% 以原型经肾脏排出，其余以代谢产物或原型经胆道排泄。临床可用于全麻气管内插管和术中维持肌肉松弛。静脉注射 0.07~0.15 mg/kg，2~3 分钟后可以行气管内插管。术中可间断静注 0.02~0.03

mg/kg，或以 1~2 μg/（kg·min）的速度静脉输注，维持全麻期间的肌肉松弛。在严重肝肾功能障碍者，作用时效可延长，并可发生蓄积作用。

3. 罗库溴铵

为非去极化肌松药，肌松作用较弱，是维库溴铵的 1/7；作用时间是维库溴铵的 2/3，属于中效肌松药。罗库溴铵的最大特点（优点）是其为目前临床上起效最快的非去极化肌松药，用量为 1.2 mg/kg 时，60 秒即可行气管内插管，起效几乎与琥珀胆碱一样快。另一特点是有特异性拮抗剂，可拮抗罗库溴铵引起的任何程度的神经肌肉阻滞。无组胺释放作用；有轻微的抗迷走神经作用，但临床剂量对循环无明显影响。主要从胆汁排泄，肝衰竭可延长其作用时间。临床应用于全麻气管内插管和术中维持肌肉松弛。静脉注射 0.6~1.2 mg/kg，60~90 秒后可以行气管内插管。术中可间断静注 0.1~0.2 mg/kg，或以 9~12 μg/（kg·min）的速度静脉输注，维持全麻期间的肌肉松弛。

4. 顺阿曲库铵

为非去极化肌松药。起效时间为 2~3 分钟，临床作用时间为 50~60 分钟。最大优点是在临床剂量范围内不会引起组胺释放。代谢途径为霍夫曼降解。临床应用于全麻气管内插管和术中维持肌肉松弛。静脉注射 0.15~0.2 mg/kg，1.5~2 分钟后可以行气管内插管。术中可间断静注 0.02 mg/kg，或以 1~2 μg/（kg·min）的速度静脉输注，维持全麻期间的肌肉松弛。

（三）应用肌松药的注意事项

（1）应建立人工气道（如气管内插管），并施行辅助或控制呼吸。

（2）肌松药无镇静、镇痛作用，不能单独应用，应在全麻药作用下应用。

（3）应用琥珀胆碱后可引起短暂的血清钾升高，眼内压和颅内压升高；因此，严重创伤、烧伤、截瘫、青光眼、颅内压升高者禁忌使用。

（4）低体温可延长肌松药的作用时间；吸入麻醉药、某些抗生素（如链霉素、庆大霉素、多黏菌素）及硫酸镁等，可增强非去极化肌松药的作用。

（5）合并有神经肌肉接头疾病者，如重症肌无力，禁忌应用非去极化肌松药。

（6）有的肌松药有组胺释放作用，有哮喘史及过敏体质者慎用。

四、麻醉性镇痛药

麻醉性镇痛药是指能作用于中枢神经系统解除或减轻疼痛，并能消除因疼痛而引起的情绪反应的药物，经典代表药是吗啡。阿片类药物原义是专指天然的阿片生物碱及半合成的衍生物，而阿片样物质是指能与阿片受体结合并能引起激动效应的天然或合成的物质。麻醉性镇痛药是全身麻醉中不可缺少的药物。常用药物有：

（一）吗啡

是从鸦片中提取出的阿片类药物。作用于大脑边缘系统可消除紧张和焦虑，并引起欣快感，有成瘾性。能提高痛阈，解除疼痛。对呼吸中枢有明显抑制作用，轻者呼吸减慢，重者潮气量降低甚至呼吸停止，并有组胺释放作用而引起支气管痉挛。吗啡能使小动脉和静脉扩张、外周血管阻力下降及回心血量减少，引起血压降低，但对心肌无明显抑制作用。主要用于镇痛，如创伤或手术引起的剧痛、心绞痛等。由于吗啡具有良好的镇静和镇痛作用，常作为麻醉前用药和麻醉辅助药，并可与催眠药和肌松药配伍施行全静脉麻醉。成人用量为 5~10 mg 皮下或肌内注射。

（二）芬太尼

对中枢神经系统的作用与其他阿片类药物相似，镇痛作用为吗啡的 75~125 倍，持续 30 分钟。对呼吸有抑制作用，芬太尼与咪达唑仑伍用时的呼吸抑制更为明显。芬太尼的镇痛作用持续仅 20~30 分钟，其呼吸抑制则可达 1 小时。临床应用镇痛剂量（2~10 g/kg）或麻醉剂量（30~100 μg/kg）都很少引起低血压。麻醉期间可作为辅助用药（0.05~0.1 mg），或用以缓解插管时的心血管反应（2~5 μg/kg）。芬太尼静脉复合全麻时，用量为30~100 μg/kg，常用于心血管手术的麻醉。

（三）舒芬太尼

是芬太尼的衍生物，镇痛作用为后者的5~10倍，持续时间约为后者的2倍。对呼吸有抑制作用，程度与等效剂量的芬太尼相似，但持续时间比后者短。脂溶性高于芬太尼，药动学特点与后者相似。舒芬太尼对循环系统的干扰更小，更适用于心血管手术的麻醉。也可作为麻醉期间的辅助用药（5~10 μg，静脉注射），或用以缓解气管内插管时的心血管反应（0.25~0.5 μg/kg）。

（四）瑞芬太尼

为超短效镇痛药。单独应用时对循环的影响不明显，但可使心率明显减慢；与其他全麻药合并使用时可引起血压和心率的降低。剂量≤5 μg/kg时不会引起组胺释放。可产生剂量依赖性呼吸抑制，但停药后5~8分钟自主呼吸可恢复。引起肌强直的发生率较高。用于麻醉诱导和维持，单次静注量为0.5~1 μg/kg，维持麻醉的推荐剂量为0.025~1.0 μg/（kg·min）。如果以靶控输注法（TCI）控制瑞芬太尼血浆浓度大于4 ng/mL，可有效抑制气管插管时的反应；维持麻醉的血药浓度为4~8 μg/mL。因停止输注瑞芬太尼后，镇痛作用很快消失，应在停药前采取适当的镇痛措施，如给予小剂量芬太尼、硬膜外镇痛等。

第二节　全身麻醉的实施

全身麻醉过程分为麻醉诱导、麻醉维持和麻醉苏醒三个阶段。

一、全身麻醉诱导

全身麻醉诱导是指患者接受全麻药后，由清醒状态到神志消失，并进入全麻状态后进行气管内插管，这一阶段称为全麻诱导期。全麻诱导方法虽然有吸入诱导和静脉诱导之分，但现在都主张采用联合诱导方法，利用药物间的相互作用，以达到相同临床效果而减少各种药物的用量、副作用及其对生理的影响。诱导前应准备好麻醉机、气管插管用具及吸引器等，开放静脉和胃肠减压管，测定血压和心率的基础值，并应监测心电图和脉搏血氧饱和度（SpO_2）。全麻诱导方法有：

（一）吸入诱导法

1. 开放点滴法

以金属丝网面罩绷以纱布扣于患者的口鼻部，将挥发性麻醉药滴于纱布上，患者呼吸时将麻醉药挥发气吸入并逐渐进入麻醉状态。以往主要用于乙醚麻醉，现在基本弃用，仅偶尔将其他吸入麻醉药用于小儿麻醉的诱导。

2. 面罩吸入诱导法

将麻醉面罩扣于患者的口鼻部，开启麻醉药蒸发器并逐渐增加吸入浓度，待患者意识消失并进入麻醉状态时，静注肌松药后行气管内插管。

（二）静脉诱导法

静脉诱导开始时，先以面罩吸入纯氧 2~3 分钟，增加氧储备并排出肺及组织内的氮气。根据病情选择合适的静脉麻醉药及剂量，从静脉缓慢注入并严密监测患者的意识、循环和呼吸的变化。患者神志消失后再注入肌松药，待全身骨骼肌及下颌逐渐松弛，呼吸由浅到完全停止时，应用麻醉面罩进行人工呼吸，然后进行气管内插管。插管成功后，立即与麻醉机相连接并行人工呼吸或机械通气。与吸入诱导法相比，静脉诱导较迅速，患者也较舒适，无环境污染；但麻醉深度的分期不明显，对循环的干扰较大。

二、全身麻醉维持

全麻维持是从患者意识消失到手术或检查结束或基本结束，停止追加全身麻醉药的这段时期。全麻维持期的主要任务是维持适当的麻醉深度以满足手术的要求，如切皮时麻醉需加深，开、关腹膜及腹腔探查时需良好肌肉松弛。同时，加强对患者的管理和调控，保证循环和呼吸等生理功能的稳定。

（一）吸入麻醉药的维持

经呼吸道吸入一定浓度的吸入麻醉药以维持适当的麻醉深度。目前吸入的气体麻醉药为氧化亚氮，挥发性麻醉药为氟化类麻醉药，如异氟烷、七氟烷等。由于氧化亚氮的麻醉性能弱，高浓度吸入时有发生缺氧的危险，因而难以单独用于维持麻醉。挥发性麻醉药的麻醉性能强，高浓度吸入可使患者意识、痛觉消失，能单独用于维持麻醉；但肌松作用并不满意，而且吸入浓度越高，对生理的影响越严重。因此，临床上常将挥发性麻醉药合用来维持麻醉，必要时可加用肌松药。使用氧化亚氮时，应监测吸入氧浓度或 S_PO_2，吸入氧浓度不低于 30% 为安全。挥发性麻醉药应采用专用蒸发器以控制其吸入浓度。有条件者可连续监测吸入和呼出的吸入麻醉药浓度，使麻醉深度更容易控制。

（二）静脉麻醉药的维持

为全麻诱导后经静脉给药以维持适当麻醉深度的方法。静脉给药方法有单次、分次和连续注入法三种，应根据手术需要和不同药物的药理特点来选择给药方法。

目前所用的静脉麻醉药中，除氯胺酮外，多数都属于催眠药，缺乏良好的镇痛作用。有的药物如硫喷妥钠，在深麻醉时虽有一定的镇痛作用，但对生理的影响也很大。因此，单一的静脉全麻药仅适用于全麻诱导和短小手术的麻醉维持，而对复杂或时间较长的手术，多选择复合全身麻醉。

由于不同患者对静脉麻醉药反应的个体差异性，手术中刺激强度也不断变化，以及连续注射后静脉麻醉药在体内产生蓄积等因素，恒速输注已不能满足临床麻醉调控的要求。随着对静脉麻醉药药动学的深入认识和计算机技术在临床的应用，靶浓度控制输注法（靶控输注法，target-controlled infusion，TCI）已广泛应用于临床麻醉。TCI 是在静脉麻醉药输注时，应用药代学和药效学原理，通过调节靶位（血浆或效应部位）的药物浓度来控制或维持麻醉在适当的深度，以满足临床要求的一种静脉给药方法。TCI 可以依据手术刺激强度和患者的反应随时调节血药浓度或效应室浓度，可维持一个稳定的、符合临床要求的血浆或效应室浓度。但目前用于临床的还只限于快速短效且无蓄积作用的药物，如丙泊酚和瑞芬太尼等。

（三）复合全身麻醉的维持

是指两种或两种以上的全麻药复合应用，彼此取长补短，以达到最佳临床麻醉效果。随着静脉和吸入全麻药品种的日益增多、麻醉技术的不断完善，应用单一麻醉药（如乙醚）达到所有全麻作用的方法基本上不再应用，而复合麻醉越来越广泛地应用于临床。根据给药的途径不同，复合麻醉可大致分为全静脉麻醉和静脉与吸入麻醉药复合的静-吸复合麻醉。

全静脉复合麻醉：又称全静脉麻醉（total intravenous anesthesia，TIVA），是指在静脉麻醉诱导后，采用多种短效静脉麻醉药复合应用维持麻醉。现在常用静脉麻醉药的镇痛作用很弱，在麻醉过程中需加用强效麻醉性镇痛药，以加强麻醉效果、抑制应激反应。为了达到肌肉松弛的目的，必须给予肌松药。因此，全静脉麻醉是将静脉麻醉药、麻醉性镇痛药和肌松药复合应用。这样既可发挥各种药物的优点，又可克服其不良作用；具有诱导快、操作简便、可避免吸入麻醉药引起的环境污染等优势；如果用药适时、适量，可使麻醉过程平稳，恢复也较快。但是，由于是多种药物的复合应用，如何根据各种药物的药理特点选择给药时机及剂量是十分重要的，也是相当困难的。而且，全静脉麻醉下的麻醉体征与麻醉分期也难以辨别，麻醉后清醒延迟及肌松药的残余作用也可带来严重并发症。

静-吸复合麻醉：全静脉麻醉的深度较难判断，给药时机较难掌握，有时麻醉可突然减浅。因此，常在静脉麻醉的基础上，持续或间断吸入低浓度的挥发性麻醉药，如异氟烷、七氟烷或地氟烷等，这样既可维持麻醉相对稳定，又可减少吸入及静脉麻醉药的用量，有利于麻醉后迅速苏醒。静-吸复合麻醉适应范围较广，麻醉操作和管理较容易掌握，极少发生麻醉突然减浅的被动局面。

三、全身麻醉深度的判断

对于麻醉深度的定义目前仍有争议。一般认为，麻醉状态是多种药理效应和伤害性刺激并存时的综合结果，麻醉深度是指麻醉药物对患者的意识、感觉、运动、神经反射及内环境稳定性的影响程度。因此，临床体征的观察仍是目前判断麻醉深度的基本方法。在电生理方法中，脑电双频谱指数（BIS）对于判断患者的镇静程度方面比较敏感。

（一）麻醉深度的临床判断

由于乙醚本身的特性，对生理影响的过程较慢，临床表现明确且层次分明，临床上也容易理解和掌握。尽管新的麻醉药及麻醉方法应用于临床，乙醚麻醉时判断麻醉深度的各种标志并未因此而完全改变。乙醚麻醉分期的基本点仍可作为当今临床麻醉中判断和掌握麻醉程度的参考。乙醚麻醉分期是以药物对患者意识、痛觉、反射活动、肌肉松弛、呼吸及循环抑制的程度为标准，描述了典型的全身麻醉过程，即全麻药对中枢神经系统的抑制过程。

复合麻醉时同时应用了多种药物，有针对性地抑制生理功能，以达到意识丧失或遗忘、疼痛消失、反射抑制及肌肉松弛，而对血流动力学又不产生明显抑制的目的。某些情况下，由于强效镇痛药和肌松药的应用，患者可无疼痛反应，肌肉也完全松弛，但知道术中发生的事情而无法表示，称为术中知晓，表明患者的意识并未完全消失。因此，麻醉深度应根据复合应用的药物（包括各种全麻药、安定药、催眠药、肌松药、镇痛药等）对意识、感觉、运动、神经反射及内环境稳定性的影响程度来综合判断。例如，有自主呼吸者，手术刺激时呼吸增强、加速为浅麻醉的表现。眼泪"汪汪"为浅麻醉的表现，而角膜干燥无光为麻醉过深的表现。循环的稳定性仍为判断麻醉深浅的重要标志，循环严重抑制多为麻醉过深，心率增快、血压升高则多为浅麻醉的表现。挥发性麻醉药的麻醉性能强，大量吸入虽可使患者意识、痛觉消失，但肌松作用并不满意，如盲目追求肌松势必付出深麻醉的代价，故复合麻醉仍在于合理的药物配伍，避免深麻醉。吸入麻醉药的肺泡浓度达 1.3 MAC 以上时痛觉方可消失，而在 0.3 MAC 以下时患者即可苏醒。维持适当的麻醉深度是重要而复杂的，应密切观察患者，综合各项反应做出合理判断，并根据手术刺激的强弱及时调节麻醉深度，以适应手术麻醉的需要。临床上通常根据临床体征将麻醉分为浅麻醉期、手术麻醉期和深麻醉期，对于掌握麻醉深度具有参考意义。

（二）麻醉深度测定的电生理方法

在监测患者意识方面，以脑电双频谱指数（bispectml index，BIS）的临床应用较为广泛。BIS 是应用非线性相位锁定原理对原始脑电图（EEG）波形进行回归处理的一种方法。BIS 数值范围为 0~100，数值越大，患者的神志越清醒，反之提示大脑皮质的抑制越严重。目前认为，当麻醉期间将 BIS 值控制在 60 以下时，术中知晓发生率很小。因此，建议麻醉期间控制 BIS 在 40~60 为适宜。

监测 BIS 能较好地反映催眠药对 CNS 的抑制效应，但对镇痛药效应的敏感性较差。因此，在临床应用 BIS 监测时应对麻醉的催眠成分与镇痛成分区别对待。当 BIS 升高但无体动反应和血流动力学反应时应加用催眠药，而在 BIS 较低仍有血流动力学和体动反应时则应加用镇痛药以增加麻醉中的镇痛成分。但 BIS 的域值可受多种麻醉药联合应用时的影响，这是其局限性所在。因此，BIS 可为麻醉深度监测提供有用的趋势信息，但单独使用尚不能完全预防麻醉中知晓的发生。

四、麻醉苏醒

麻醉苏醒是从停止追加全身麻醉药到患者意识完全恢复正常的时段。由于麻醉苏醒需要一定时间，此期间的并发症也较多，为保证患者的安全，全身麻醉后的患者应送到麻醉恢复室进行严密观察，待患者完全清醒和生命体征平稳后再送回普通病房。

（一）吸入麻醉的苏醒

吸入麻醉的苏醒必须将吸入麻醉药从体内经呼吸道排出体外，这个药动学的过程基本上与吸入麻醉的诱导和加深过程相反。因此，在确保吸入气中无吸入麻醉药的前提下，麻醉科医师可以通过加大肺泡通气量来加快吸入麻醉药经呼吸系统排出体外。在停止吸入麻醉药后，影响吸入麻醉清醒速度的主要因素有：

1. 药物的血/气分配系数

血/气分配系数越小者，清醒越快。

2. 麻醉时间

时间越短者，清醒越快。

3. 肺泡通气量

在一定范围内肺泡通气量越大者，清醒越快。

（二）静脉麻醉的苏醒

静脉麻醉的苏醒有赖于药物在体内的再分布、生物转化和排泄，待中枢神经系统中麻醉药的浓度下降到一定水平后，患者才开始苏醒。目前尚无有效办法来主动干预和调控。影响静脉麻醉苏醒速度的因素有：

1. 药物的半衰期

半衰期越短，清醒越快。单次给药后血药浓度减少一半的时间用分布半衰期（$t_{1/2}\alpha$）和清除半衰期（$t_{1/2}\beta$）表示。单次给药就能完成的静脉麻醉若需尽早清醒，应选用分布半衰期和消除半衰期短的药物。

2. 麻醉时间和药物用量

时间越长和用药总量越大，麻醉苏醒越慢。为了维持适当的麻醉深度，手术中往往需要重复给药或持续静脉输注。由于多数药物在重复和持续给药后在体内都有一定程度的蓄积，此时血药浓度降低的规律再也不能用分布半衰期或消除半衰期来准确反映，而与持续静脉输注敏感半衰期（context－sensitive half time，$t_{1/2}cs$）相关。$t_{1/2}cs$ 表示药物持续恒速输注一定时间后，血药浓度减少一半的时间。$t_{1/2}cs$ 越短的药物，清醒越快。

3. 影响药物代谢和排泄的因素

如某种药物主要经肝脏代谢，肝功能不全的患者苏醒较慢；如果某种麻醉药的原型或有麻醉作用的代谢产物主要由肾脏排泄，则肾功能不全者的苏醒较慢；低温可降低所有药物的代谢率，麻醉苏醒也会延长。

第三节　全身麻醉的并发症及其处理

一、反流与误吸

全麻时容易发生反流和误吸，尤其以产科和小儿外科患者的发生率较高。因反流或误吸物的性质和量的不同，其后果也不同。误吸入大量胃内容物的死亡率可高达 70%。全麻诱导时，因患者的意识消失、咽喉部反射消失，一旦有反流物即可发生误吸。无论误吸物为固体食物还是胃液，都可引起急性呼吸道梗阻。完全性呼吸道梗阻可立即导致窒息、缺氧，危及患者的生命。误吸胃液可引起肺损伤、支气管痉挛和毛细血管通透性增加，结果导致肺水肿和肺不张。肺损伤的程度与胃液量和 pH 相关，吸入量越大、pH 越低，肺损伤越重；pH 低于 2.5、容量大于 0.4 mL/kg 者危险性明显增加。麻醉期间预防反流和误吸是非常重要的，主要措施包括：减少胃内容物的滞留，促进胃排空，提高胃液的 pH，降低胃内压，加强对呼吸道的保护。

二、呼吸道梗阻

以声门为界，呼吸道分为上、下呼吸道，声门以上（包括声门）为上呼吸道，声门以下为下呼吸道。

三、通气不足

麻醉期间和全麻后都可能发生通气不足，主要表现为 CO_2 潴留，可伴有低氧血症。血气分析显示 $PaCO_2$ 高于 50 mmHg，同时 pH 小于 7.30。颅脑手术的损伤和全身麻醉药、麻醉性镇痛药及镇静药的残余作用，是引起中枢性呼吸抑制的主要原因，应以机械通气维持呼吸直到呼吸功能的完全恢复，必要时以拮抗药逆转。术后肌松药的残余作用可导致通气不足，应辅助或控制呼吸直至呼吸肌力的完全恢复，必要时给予拮抗药。

四、低氧血症

吸空气时，$SpO_2 < 90\%$，$PaO_2 < 60\ mmHg$，或吸纯氧时，$PaO_2 < 90\ mmHg$ 即可诊断为低氧血症。临床表现为呼吸急促、发绀、躁动不安、心动过速、心律失常、血压升高等。常见原因和处理原则为：①麻醉机的故障、氧气供应不足可引起吸入氧浓度过低；气管内导管插入一侧支气管或脱出气管外以及呼吸道梗阻均可引起低氧血症，应及时发现和纠正。②弥散性缺氧：可见于 N_2O 吸入麻醉。停止吸入 N_2O 后应继续吸氧至少 5~10 分钟。③肺不张：可通过吸痰、增大通气量、肺复张等措施纠正。④误吸：轻者应用氧治疗有效，严重者应行机械通气治疗。⑤肺水肿：可发生于急性左心衰竭或肺毛细血管通透性增加。应在增加吸入氧浓度的同时积极治疗原发病。

五、低血压

麻醉期间收缩压下降幅度超过基础值的 30% 或绝对值低于 80 mmHg 者应及时处理。常见原因有：①麻醉过深可导致血压下降、脉压变窄，若麻醉前已有血容量不足者，表现更为明显。②术中失血过多可引起低血容量性休克。③过敏反应、肾上腺皮质功能低下及复温时，均可引起血管张力降低而导致低血压。治疗包括补充血容量、恢复血管张力（应用血管收缩药）及病因治疗。④术中牵拉内脏时常可引起反射性血压下降，同时发生心动过缓。应及时解除刺激，必要时给予阿托品治疗。

六、高血压

麻醉期间舒张压高于 100 mmHg 或收缩压升高幅度超过基础值的 30%，都应根据原因进行适当治疗。常见原因有：①与并存疾病有关，如原发性高血压、嗜铬细胞瘤、颅内压增高等；②与手术、麻醉操作有关，如手术探查、气管插管等；③通气不足引起 CO_2 蓄积；④药物所致血压升高，如氯胺酮。处理原则：气管插管时可复合镇痛药如芬太尼，以减轻插管时的心血管反应；根据手术刺激的程度调节麻醉深度；对于顽固性高血压者，可行控制性降压以维持循环稳定。

七、心律失常

窦性心动过速与高血压同时出现时，常为浅麻醉的表现，应适当加深麻醉。存在低血容量、贫血及缺氧时，心率均可增快，应针对病因进行治疗。当手术牵拉内脏（如胆囊，可引起胆心反射）或发生眼心反射时，可因迷走神经反射致心动过缓，严重者可致心搏骤停，应及时停止手术操作，必要时静注阿托品。发生期前收缩时，应先明确其性质并观察其对血流动力学的影响。因浅麻醉或 CO_2 蓄积所致的室性期前收缩，适当加深麻醉或排出 CO_2 后多可缓解。如室性期前收缩为多源性、频发或伴有 R-on-T 现象，表明有心肌灌注不足，应积极治疗。

八、高热、抽搐和惊厥

常见于小儿麻醉。由于婴幼儿的体温调节中枢尚未发育完善，体温极易受环境温度的影响。如对高热处理不及时，可引起抽搐甚至惊厥，应积极进行物理降温。恶性高热表现为持续肌肉收缩、$PaCO_2$ 迅速升高、体温急剧上升（速度可达 1 ℃/5 min），可超过 42 ℃。最容易诱发恶性高热的药物是琥珀胆碱和氟烷。恶性高热在欧美国家的发病率稍高，而国人较罕见，但死亡率很高，应提高警惕。治疗恶性高热的特效药物是丹曲林。

参考文献

[1] 王征．临床普通外科疾病诊治[M]．北京:科学技术文献出版社，2018．

[2] 李海靖．实用普通外科疾病治疗学[M]．上海:上海交通大学出版社，2018．

[3] 王杉．外科与普通外科[M]．北京:中国医药科技出版社，2014．

[4] 郭森,林江,杨晓丽,等．普通外科微创技术[M]．北京:科学技术文献出版社，2014．

[5] 高志清．普通外科临床经验手册[M]．北京:人民军医出版社，2014．